I0035178

ESSAI

SUR

L'ESPRIT DE LA CLINIQUE MÉDICALE

DE MONTPELLIER,

PRÉCÉDÉ D'UN

APERÇU HISTORIQUE ;

PAR

A. GIRBAL,

Professeur-Agrégé à la Faculté de médecine de Montpellier ; ex-Cirurgien chef interne à l'Hôtel-Dieu de Nîmes ; ancien Chef de clinique médicale à la Faculté de médecine de Montpellier ; Membre titulaire de la Société de médecine et de chirurgie pratiques de Montpellier ; Membre correspondant de la Société d'hydrologie médicale de Paris , de la Société des sciences, lettres et arts de l'Aveyron , etc.

MONTPELLIER,

CHEZ PITRAT, LIBRAIRE, GRAND'RUE, 5.

1858.

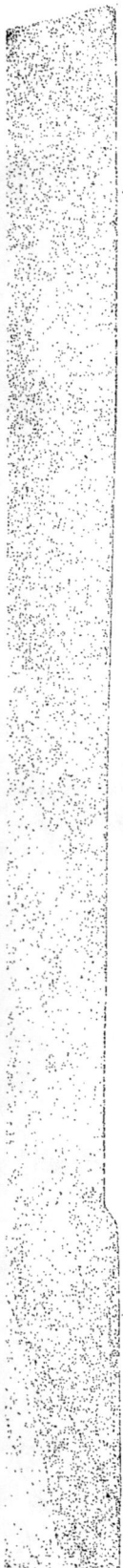

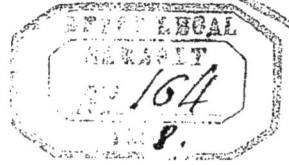

ESSAI

SUR

L'ESPRIT DE LA CLINIQUE MÉDICALE

DE MONTPELLIER,

PRÉCÉDÉ D'UN

APERÇU HISTORIQUE ;

PAR

A. GIRBAL,

Professeur-Agrégé à la Faculté de médecine de Montpellier.

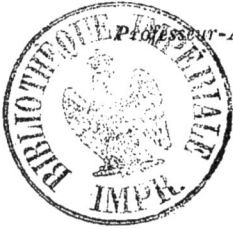

« On a senti, de tout temps, que l'art ;de guérir ne
s'apprend qu'au lit des malades. »
Fouquer. *Discours sur la clinique.*

MONTPELLIER,

IMPRIMERIE DE RICARD FRÈRES, PLAN D'ENCIVADE, 3.

1857.

(EXTRAIT DES ANNALES CLINIQUES DE MONTPELLIER.)

ESSAI

SUR

L'ESPRIT DE LA CLINIQUE MÉDICALE

DE MONTPELLIER,

PRÉCÉDÉ D'UN

APERÇU HISTORIQUE.

———◦◦◦◦———

Ce travail se compose de deux parties se confondant sans doute par plusieurs points, mais assez distinctes, ce me semble, pour devoir être envisagées séparément, dans l'intérêt de la clarté de l'exposition et de l'enchaînement des idées.

La première embrasse ce qui est relatif à l'origine de l'institution de la clinique médicale de Montpellier, à son organisation, aux hommes qui l'ont dirigée, aux travaux qu'ils ont publiés, etc. La seconde a surtout pour but de montrer l'esprit qui l'anime, le génie qui la distingue, et de formuler les principes fondamentaux qu'elle a mis en lumière et qui assurent ses progrès ultérieurs.

I.

Le mot *clinique* peut être pris dans des sens un peu différents ; il désigne surtout ici la pratique et l'enseignement de la médecine, au lit du malade. C'est la pathologie et la thérapeutique en action ; c'est l'exemple joint au précepte ; c'est la pratique médicale exercée, formulée , raisonnée, sous les yeux des élèves. La clinique est une des branches les plus utiles et les plus fructueuses de l'enseignement. L'étude des maladies sur les malades, sous l'œil et sous la direction du maître, n'est-elle pas, en effet, le meilleur moyen de s'instruire en médecine et de s'aguerrir contre les mille difficultés de la pratique ? Mais je n'ai pas à insister ici sur la nécessité des études cliniques : c'est une vérité généralement bien sentie, de nos jours, et dont la démonstration serait au moins superflue.

L'institution de la clinique se retrouve dès la plus haute antiquité, sous des formes variées. La clinique est surtout recommandée dans les traités hippocratiques, notamment dans la *Bienséance*. D'après Galien, Thessalus , le chef de l'École méthodique, aurait retiré les plus grands avantages de ce mode d'enseignement (1). En Grèce, ainsi qu'à Rome, plusieurs praticiens logeaient et traitaient chez eux des malades. Un certain nombre d'élèves assistaient à leurs visites et profitaient de leurs leçons ; ils accompagnaient le médecin en ville ; ils observaient sous ses yeux, faisaient des pansements, surveillaient l'administration des remèdes ; ils lui rendaient compte de

---

(1) *Galen. Methodus medendi , lib. I.*

leurs effets et le suppléaient au besoin. L'agglomération d'un trop grand nombre de disciples devint même parfois un abus et une cause d'accidents pour le malade. Qui ne connaît la caustique épigramme de Martial contre Symmachus, son médecin ?

Languebam, sed tu comitatus protinus ad me ,
Venisti centum, Symmache , discipulis.
Centum me tetigere manus , aquilone gelatæ ,
Non habui febrem , Symmache , nunc habeo.

Ce mode d'enseignement, quoique imparfait sous bien des rapports, se perpétua dans les principales cités médicales ; mais il n'existait pas, dans les Écoles, à titre d'institution officielle. Dans aucune d'elles, il ne fut considéré , pendant plusieurs siècles, comme devant faire partie intégrante et obligatoire de l'instruction médicale.

Il faut remonter jusqu'au XVIIe siècle pour voir, dans les hôpitaux, des cours de clinique annexés à l'enseignement des Facultés. Vers l'an 1645 , Otton de Heurnius fit, le premier, à Leyde, avec un grand succès, des leçons de clinique. Personne n'ignore l'immense retentissement qu'eurent, un peu plus tard , celles de son collègue , François Sylvius de Le Boë, le promoteur enthousiaste des applications vicieuses et exagérées de la chimie à la médecine. Il enseignait dans les hôpitaux au milieu d'une grande affluence d'élèves ; on l'a même regardé comme le fondateur de la vraie clinique.

C'est surtout pendant le XVIIIe siècle que l'on voit l'enseignement clinique se multiplier et briller d'un vif éclat. Les hôpitaux d'Édimbourg et de Copenhague attirent une foule d'étudiants avides d'instruction. En

1753, Boërhaave fonde l'hôpital clinique de Vienne,
que les savantes leçons de Van-Swieten, de de Haën et
de Stoll rendent si rapidement célèbre.

En Italie, Lancisi et ses dignes émules illustrent la
clinique de Rome. Celles de Padoue, de Bologne, de
Milan, de Florence, de Pise, de Naples ont à leur tête
une série de praticiens d'élite dont les travaux enri-
chissent la science.

Malgré l'imposant exemple des nations voisines, l'enseignement clinique n'existait pas encore en France.
Plusieurs médecins, entre autres Bordeu, Cabanis, Im-
bert et Barthez, l'avaient vainement sollicité. « Un projet
occupait depuis plusieurs années l'Université de médecine,
dit M. Lordat : c'était de faire établir un enseignement
clinique à l'hôpital St-Éloi. Personne n'en poursuivit
l'exécution avec plus de zèle que Barthez. Il pria, solli-
cita, fit des mémoires raisonnés; mais les refus obstinés
de l'Administration de l'hôpital rendirent tous ses efforts
inutiles (1).

L'institution de la clinique en France ne date que du
14 Frimaire an III (4 Décembre 1794), époque de la
fondation des trois *Écoles de santé* de Paris, Montpellier
et Strasbourg, destinées à remplacer les anciennes Uni-
versités médicales. Fourcroy, rapporteur du décret de la
nouvelle organisation, insiste sur les avantages de l'observation des malades dans des hospices voisins de
l'École. « Ce qui a manqué jusqu'ici, dit-il, aux Écoles
de médecine, la pratique même de l'art, l'observation au
lit des malades, deviendra une des principales parties
de cet enseignement. »

_____

(1) Lordat. Exposit. de la doctr. méd. de Barthez, p. 76.

Corvisart et Desault à Paris, Fouquet et Joachim Vigarous à Montpellier, furent les premiers Professeurs de
clinique des nouvelles Écoles.

Il est juste néanmoins de reconnaître qu'avant le
décret du 14 Frimaire an III, *un enseignement clinique
provisoire* avait été organisé à Montpellier, et confié à
Baumes pour la partie médicale, et à Fages pour la partie
chirurgicale. Voici dans quelles circonstances :

En 1793, Baumes, ancien Professeur de l'Université de
Montpellier, alors médecin d'un hôpital militaire à
Nimes, fut requis pour être attaché au service de l'hôpital militaire St-Éloi. Le Conseil de santé des armées
ouvrit un concours à Montpellier pour l'admission
des officiers de santé demandant de l'emploi dans les
armées de la République; Baumes fut désigné seul et
procéda à ce concours. « Cette circonstance, dit-il, fit
naître le dessein d'établir provisoirement un cours de
clinique dans une des salles de l'hôpital St-Éloi. La demande en fut faite, à la Société populaire et au district
du département, par les élèves en médecine en corps.
J'étais absent de Montpellier, je fus désigné et accepté.
Deux élèves vinrent à Nimes en députation pour m'in-
viter à me rendre à Montpellier pour ouvrir un cours de
clinique interne, conjointement avec M. Fages, chargé
du cours de clinique externe...... Ces Messieurs me re-
mirent : 1º l'extrait des registres des délibérations de la
Société populaire, sous la date du 11 Germinal an II ; 2º
l'extrait du procès-verbal des séances publiques de l'Administration du département de l'Hérault, du 7 Prairial
an II (1). » Baumes s'empressa d'instruire de sa nomina-

(1) Baumes. Lettre à Chaptal, p. 32.

tion le Bureau de santé séant à Montpellier, et le Prof^r
René, qui en était Président, s'applaudit, dans une lettre
officielle qu'il lui adressa, du *choix qu'on avait fait de lui
pour remplir la place de Professeur de clinique.*

« L'intention de l'Administration, poursuit Baumes,
le vœu des élèves était donc qu'il fût fait un enseignement clinique à Montpellier; je m'y rendis, j'organisai
cet enseignement dans la salle de l'Unité, au deuxième
étage; j'y ouvris, le 1er Messidor de l'an II, un cours qui
fut suivi avec éclat, et dont j'oserai dire qu'il n'en a
plus été fait de semblable. A la fin du trimestre, je
fis imprimer un ouvrage relatif à ce cours clinique,
avec le tableau du mouvement des malades de l'hôpital,
sous le titre suivant : *Méthode de guérir les maladies suivant qu'elles paraissent dans le cours de l'année médicinale,
et observations sur les maladies chroniques, accompagnées
de l'ouverture des cadavres, faites dans l'hôpital civil et
militaire de Montpellier* (1). »

Telle est l'origine de la clinique à Montpellier. Aussi
M. le Prof^r Golfin a-t-il eu raison d'établir la priorité de
Baumes sur Corvisart et sur Fouquet dans l'enseigne-
ment clinique (2).

Le professorat de Baumes à l'hôpital St-Éloi ne fut
pas de longue durée. La loi du 14 Frimaire de l'an III
le déposséda de la clinique, en lui accordant une chaire
théorique dite de pathologie et de nosologie. Cette mutation forcée causa à Baumes une profonde douleur. Il ré-
clama, mais en vain. Nouvelles instances, lors de la

(1) Baumes. Lettre à Chaptal, p. 33.
(2) Voir, dans *Éphémérides médic. de Montpel.*; 1828, t. VIII,
p. 413, la Notice biographique sur Baumes, par M. Golfin.

réorganisation des Écoles de santé, l'an XI, sous le gouvernement Consulaire; nouvel échec. « Je devais sans doute m'attendre, dit-il avec amertume, qu'ayant institué l'enseignement clinique à Montpellier; qu'ayant, le premier en France, enseigné la médecine au lit des malades, c'est-à-dire qu'ayant été chargé du premier enseignement clinique, faisant partie de l'enseignement public de l'Université de médecine, à laquelle j'appartenais comme Professeur, on ne pourrait jamais me contester cette priorité, et qu'on ne pourrait me refuser une place que j'avais méritée par mes services, sinon à l'époque de l'organisation en l'an III, au moins à celle de la réorganisation en l'an XI. C'est néanmoins ce qui m'a été refusé...... (1). » Il proteste ensuite contre l'inscription suivante placée sur le tableau portant l'effigie de Fouquet :

Henricus Fouquet, Universitatis medicinæ Professor, primus qui clinicen in scolâ docuit (2).

Le mémoire de Baumes sur les maladies observées à l'hôpital St-Éloi parut en 1794. Il est une trace vivante du trop court passage de l'éminent Professeur à la clinique. Après quelques judicieuses réflexions sur les avantages de l'enseignement dans les hôpitaux, l'auteur distingue et décrit plusieurs espèces de *fièvres putrides*. A côté de quelques explications conjecturales et trop entachées d'humorisme, se trouvent des observations pleines d'exactitude et de finesse, et d'utiles conseils sur les indications corrélatives des vomitifs et des purgatifs

---

(1) Baumes, Lettre à Chaptal , p. 33. '

(2) Il renouvelle, avec aigreur, la même plainte dans la note 6 de son Éloge de Fouquet, p. 61.

dans les fièvres *putrides gastriques* de l'été. Le traitement des flux diarrhéiques, celui des fièvres intermittentes et rémittentes sont l'objet de considérations portant
l'empreinte de la sagacité du praticien. On trouve encore
dans cet opuscule une description succincte assez juste
du typhus ou fièvre de prison, fièvre d'hôpital, fièvre
putride sanguine exempte d'altérations intestinales et
offrant un caractère éminemment contagieux. Viennent
ensuite les nécropsies des malades qui ont succombé
dans les salles de la clinique, précieux moyen d'investigation dont on a injustement accusé notre École de
méconnaître l'utilité, et dont Baumes comprenait fort
bien l'importance. Il était, à cette époque, un des plus
fermes soutiens de l'école hippocratique. Ce n'est que
beaucoup plus tard, dans un moment d'abandon regrettable, qu'il s'est laissé fasciner par des hypothèses
chimiques aussi dangereuses qu'erronées. Mais, chez lui,
le praticien doit primer le nosologiste. Il a même regretté
dans la suite, m'assure-t-on, l'erreur et l'exagération
dans lesquelles l'entraînèrent un secret désir d'innover
et une vive imagination éblouie par les rapides et admirables progrès de la chimie de son temps. Oublions
donc ses distinctions pathologiques en calorinèses, oxi-
génèses, hydrogénèses, azotenèses, phosphorenèses, et
songeons que bien peu de médecins ont autant de titres
que Baumes à notre reconnaissance. Les palmes académiques qu'il a si glorieusement obtenues, son activité
infatigable, sa vaste clientèle, la vigueur et l'éclat de
son enseignement, le nombre et le mérite de ses publications, entre autres: ses livres relatifs au vice scrofuleux,
à la phthisie pulmonaire, aux affections paludéennes,
aux maladies de l'enfance; ses discours académiques,

ses communications à la Société de médecine pratique de Montpellier dont il était l'âme, la savante direction qu'il a imprimée à son journal, font de lui une grande individualité médicale et un des ornements de l'École de Montpellier.

Fouquet, ai-je dit, fut nommé professeur de clinique interne, l'an III, lors de la création des Écoles de santé. Le choix était excellent. Malheureusement Fouquet, sous le poids des années et des infirmités du corps, ne put pas continuer long-temps sa carrière didactique. Dumas et Broussonnet le suppléèrent à plusieurs reprises; il devint enfin Professeur honoraire, le 22 Fructidor an XI.

La clinique doit beaucoup à ce Professeur. Disciple et admirateur de Bordeu, il avait adopté en grande partie sa doctrine. Divers écrits de lui, notamment l'article *sensibilité*, inséré dans l'*Encyclopédie*, révélaient son aptitude pour les hautes questions de philosophie médicale. Donnant au mot *sensibilité* une extension trop grande et inadmissible, il en fait le synonyme de *nature, enormon, principe de vie, âme sensitive, lumière* ou *flamme vitale*. Il l'étudie dans ses rapports avec les âges, les tempéraments, les sexes, les astres, les climats. Quelques vues hypothétiques hasardées dans ce travail sont amplement rachetées par d'ingénieux aperçus physiologiques, par de justes et de sages conclusions (1). Mais je n'ai pas

(1) Dans son *Discours sur la Clinique*, Fouquet revient sur l'article *sensibilité* de l'*Encyclopédie*. Tout en reconnaissant que cet article est défectueux en plusieurs points, *étant l'œuvre d'un écolier sorti à peine des bancs de l'École*, et publié depuis plus de quarante

à faire ici l'analyse des œuvres de Fouquet. Je passe
donc sous silence l'*Essai sur le pouls*, livre riche de faits,
qui, au milieu de quelques paradoxes et de bon nombre
de subtilités, renferme des considérations aussi vraies
qu'instructives. Je ne dirai rien de ses belles traductions
des œuvres de Dimsdale et de Lind, et d'autres publications recommandables à divers titres ; c'est sur ses
travaux cliniques et sur le caractère de son enseignement
que je dois surtout m'appesantir.

La nomination de Fouquet comme Professeur de clinique
fut partout favorablement accueillie (1). Sa réputation de
savant et de praticien, son titre de Professeur de l'ancienne Université, sa qualité de médecin en chef de l'hôpital de la Citadelle, l'avaient naturellement désigné à
cette nouvelle chaire. Son *Plan de l'organisation de l'École
de clinique interne* et son *Discours sur la Clinique*, méritent de fixer un instant notre attention : ce travail, fruit
de longues réflexions, dénote un esprit méthodique, un
sens droit et une grande sagacité ; il a valu à Fouquet
le glorieux titre de *législateur de la clinique* (2). L'auteur,
passant en revue les fonctions respectives du Professeur,
des élèves, des infirmiers et autres personnes attachées
à l'établissement, expose, avec autant de netteté que de

---

ans, li avoue néanmoins avoir à s'en glorifier, puisque Cabanis et
de Sèze ont adopté les principales idées qu'il renferme. Il s'attache,
en outre, à démontrer que sa doctrine de la *sensibilité* est la même
que celle du *Vitalisme*.

(1) Baumes lui-même se plaît à le reconnaître dans son *Éloge* de
Fouquet.

(2) Le *Discours* de Fouquet sur *la Clinique*, ainsi que son *Plan*,
se trouvent dans un *Recueil de discours prononcés à la Faculté de
Médecine de Montpellier*, publié en 1820.

justesse, les mesures les plus propres à assurer la marche et le progrès de l'enseignement clinique.

Entrons dans quelques développements : le *Plan de l'organisation clinique* contient une série d'articles dont quelques-uns méritent d'être rappelés.

L'étude des constitutions atmosphériques dans leurs rapports avec les maladies est pour Fouquet un point capital. Il va même jusqu'à recommander expressément que les deux Professeurs de clinique médicale ou interne alternent, tous les trois mois, de manière que la reprise de chaque service coïncide avec les premiers jours d'un solstice ou d'un équinoxe. « Ces époques, ajoute-t-il, remarquables par des changements plus ou moins considérables dans l'atmosphère, se lient naturellement à la belle instruction dont le Professeur est chargé, et doivent fournir des résultats qui s'appliquent, comme d'eux-mêmes, aux rapports des maladies avec les temps » Il veut que le Professeur fasse, tous les six mois, quelques leçons à titre de prolégomènes : 1º sur l'air considéré cliniquement ; 2º sur la division astronomique de l'année, sur les maladies en rapport avec les quatre saisons, et sur la division médicale de l'année, d'après les diverses températures de l'air, suivant la manière de compter d'Hippocrate ; 3º sur le système des quatre humeurs, émané de l'hypothèse des quatre qualités élémentaires, et sur la correspondance de chaque saison avec chacune de ces humeurs (1); 4º sur l'attention particulière que méritent le lever et le coucher de certains astres, notamment

---

(1) On a le droit d'être surpris de voir Fouquet reproduire ici le vieux langage de l'humorisme. Le programme qu'il propose et auquel il s'est astreint, n'est-il pas en outre un peu en dehors du cadre naturellement tracé d'un cours de clinique ?

des *Pléiades*, d'*Arcturus* et du *Chien* (1); 5° sur la doctrine des *Constitutions médicales* en général. Le Professeur
doit encore faire connaître aux élèves la topographie de
la ville où il enseigne ; et Fouquet a joint l'exemple au
précepte, en publiant une courte mais intéressante notice
sur le climat de Montpellier (2). « Enfin, dit-il, l'art de
bien interroger un malade étant, pour l'ordinaire, un
art peu cultivé, et les règles à suivre dans l'examen
qu'on en fait étant, en général, si négligées, et surtout
la manière d'explorer les viscères et le pouls, si superficielles, si vaines, il paraîtra sans doute extrêmement
important que les élèves aient, sur tous ces articles,
des notions un peu exactes qui leur rendent ce genre
d'instruction plus facile et plus profitable, au lit des
malades. » Excellente recommandation qu'on ne saurait
trop répéter. Combien d'erreurs de diagnostic ne pro-
viennent-elles pas d'un examen trop rapide et d'un interrogatoire imparfait ! Aujourd'hui surtout que nos procédés
d'investigation sont devenus plus précis et plus complets,
il importe, au plus haut point, de tirer parti de toutes
les lumières qu'ils peuvent nous fournir.

---

(1) Pour les anciens, l'été commençait avec le lever (héliaque) des
Pléiades et était divisé en deux parties dont la seconde commençait
avec le lever (héliaque) de la canicule (Sirius) (*). Le lever d'Arcturus commençait leur automne. Le coucher des Pléiades marquait
l'entrée de l'hiver. Le printemps durait depuis l'équinoxe (21 Mars)
jusqu'au lever des Pléiades (13 Mai).

(2) Voir dans le Recueil des Assemblées publiques de la Société
royale des sciences de Montpellier , le Compte-rendu de la séance du
25 Novembre 1771.

(*) On entend, par lever *héliaque* d'un astre, l'époque de l'année où cet astre se lève une
heure juste *avant* le soleil. — Le coucher *héliaque* a lieu quand l'astre se couche une heure
après le soleil.

Indépendamment des leçons vraiment cliniques, c'est-à-dire principalement consacrées au diagnostic, au pronostic et au traitement des maladies observées dans le service, Fouquet a institué des conférences cliniques dans lesquelles les élèves discutent entre eux en public et sous sa direction, utile exercice dont il assure avoir eu à se louer.

Un autre article de son règlement porte qu'un ou plusieurs élèves veilleront, à tour de rôle, dans les salles de l'hôpital, afin d'y faire des observations nocturnes, tant dans l'intérêt des malades que de leur instruction. Ce sage précepte n'est plus suivi. Ne serait-il pas convenable de le remettre en vigueur?

Il fait, en outre, de justes recommandations sur les conditions hygiéniques du local, sur l'opportunité des consultations dans les cas graves, sur les services que peuvent rendre au diagnostic l'analyse chimique des urines, du sang et des autres liquides, ainsi que les autopsies cadavériques.

De combien de malades doit être composé un service de clinique médicale? Voici la réponse judicieuse de Fouquet à cette question si controversée encore de nos jours. « L'objet de l'institution d'une école clinique étant de faire observer et de traiter des maladies, et non d'offrir à la vue de longues files de malades ou de lits placés symétriquement dans une salle; la marche de ce genre d'enseignement devant, d'ailleurs, être lente et réfléchie, on pense que 25 malades doivent suffire pour la clinique de cette École; savoir : 20 (dont 5 ou 6 femmes) attaqués de maladies aiguës, et 5 de maladies chroniques. On pourra, par la suite, augmenter de 5 enfants, ce qui portera le nombre total à 30. Nulle école clinique, en

Europe, n'en renferme un plus grand nombre. Il est d'ailleurs bien acquis, par l'expérience, que l'attention des élèves, promenée rapidement sur plusieurs objets, s'affaiblit en proportion, et que, dès lors, l'instruction est perdue pour eux. (*Discours sur la clinique.*)»

Il importe d'ajouter que Fouquet exige pour son service 30 malades de choix; il demande, en outre, une salle de convalescents commune aux malades des deux cliniques (1).

La tâche du Professeur de clinique, telle que l'entendait Fouquet, est sans doute fort belle; mais de combien de difficultés n'est-elle pas hérissée! « Que de talents, que de connaissances, dit-il, doit réunir un pareil instituteur! Le genre d'instruction dont il est chargé, roulant sur l'art d'enseigner à bien connaître les maladies, et sur la manière de les bien traiter, il doit posséder à fond les principes de la science, puisque c'est par les principes que doit commencer l'étude méthodique d'une science quelconque. Il doit concentrer, pour ainsi dire dans son esprit, tout l'*abstrait* ou la partie théorique de la médecine, avec tout ce que la partie pratique contient de mieux constaté ou de sanctionné par l'expérience, et joindre à ces connaissances, étendues à toutes les sciences accessoires, ce tact intérieur qui constitue et distingue le praticien. (*Discours sur la clinique.*) »

Au lit des malades, il enseignait à ses nombreux élèves l'art d'observer et d'apprécier avec exactitude les phénomènes pathologiques; il vantait sans cesse la nécessité de

---

(1) Le principe de la division des services est aujourd'hui admis à l'hôpital St-Éloi, et mis en pratique à la clinique médicale, quand le nombre des malades dépasse soixante.

l'association de l'expérience et du raisonnement; il faisait une judicieuse application de l'analyse clinique au diagnostic et au traitement des maladies. L'observation des divers cas particuliers lui fournissait toujours l'occasion de rappeler l'auditoire aux règles d'une saine pratique. Il insistait, avec un soin tout particulier, sur les phénomènes de crudité, de coction, sur les crises, les jours critiques, les métastases, les rechutes; il s'attachait enfin à bien établir la formule des indications thérapeutiques, et à déterminer ensuite les moyens les plus propres à les remplir.

Confiant dans les ressources de la nature, le Professeur de Montpellier, à l'exemple d'Hippocrate, recommande *une sage et utile expectation* dans beaucoup de maladies; mais il se garde bien d'exagérer la vérité de ce précepte; et sa thérapeutique, sans être turbulente, est rarement inactive. La matière médicale lui est même redevable d'une foule d'expérimentations à l'aide de substances utiles, telles que les extraits de ciguë, de jusquiame et de douce-amère, administrés par Storck en Allemagne, mais très-peu connus en France à cette époque. Il a aussi étudié l'action de l'aconit, la belladone et le *rhus radicans*. L'article *Vésicatoire* de l'*Encyclopédie* est de Fouquet. « On y trouve, dit Baumes, les préceptes variés de toute la médecine épispastique. » (Éloge de Fouquet.) (1).

(1) Entre autres moyens thérapeutiques recommandés par Fouquet, il en est un qui consiste dans l'emploi *des bains de terre dans certaines espèces de phthisie, dans le scorbut et dans quelques autres maladies chroniques*, d'après l'exemple de Solano, de Lucque. Ce singulier remède, très-effrayant pour les malades, et dont le succès paraît au moins fort douteux, n'a pu être mis en vogue, malgré l'autorité de Fouquet. Il a été l'objet d'un mémoire lu par l'auteur à la Société royale des sciences de Montpellier, en 1774.

Dumas, l'un des illustres collègues de Fouquet, l'apprécie en ces termes : « Démêler le principe et la cause d'une maladie à travers la confusion et l'obscurité des symptômes ; connaître sa nature, ses formes, ses complications ; distinguer au premier coup d'œil tous ses caractères et toutes ses différences ; séparer d'elle, au moyen d'une analyse prompte et délicate, tout ce qui lui est étranger ; prévoir les événements avantageux ou nuisibles qui doivent survenir pendant le cours de sa durée ; gouverner les mouvements favorables que la nature suscite pour en opérer la solution ; estimer les forces de la vie et l'activité des organes, augmenter ou diminuer au besoin leur énergie ; déterminer avec précision quand il faut agir et quand il convient d'attendre ; se décider avec assurance entre plusieurs méthodes de traitement qui offrent toutes des inconvénients et des avantages ; choisir celle dont l'application semble permettre plus de célérité, plus d'agrément, plus de certitude dans le succès ; profiter de l'expérience ; saisir les occasions ; combiner toutes les chances ; calculer tous les hasards ; se rendre maître des malades et de leurs affections, soulager leurs peines ; calmer leurs inquiétudes ; deviner leurs besoins ; supporter leurs caprices ; ménager leur caractère et commander à leur volonté, non comme un tyran cruel qui règne sur des esclaves, mais comme un père tendre qui veille sur la destinée de ses enfants : tels sont, Messieurs, les soins et les devoirs que l'exercice de la médecine impose au praticien, et dont Fouquet, pendant une très-longue vie, remplit fidèlement toutes les conditions (1). » Je n'ai pu résister au plaisir de re-

---

(1) Ch.-L. Dumas. Éloge de Henri Fouquet. 1807.

produire ces remarquables paroles. En faisant l'éloge
de Fouquet comme clinicien, Dumas formule, avec autant
de concision que de vérité, toute la série des combinaisons
mentales que le praticien doit effectuer au lit des malades, ainsi que les devoirs qu'il a à remplir.

Sous le titre de *Observations sur la constitution des six
premiers mois de l'an V à Montpellier*, Fouquet a décrit
les maladies qu'il a observées à cette époque, à l'hôpital
St-Éloi. Cet opuscule se recommande par un bon esprit
médical et par une savante érudition. Après un rapide
aperçu sur l'état météorologique, l'auteur passe en revue
les principaux états morbides qu'il a eus à traiter. Il insiste surtout sur la fièvre gastrique plus ou moins pitui-
teuse ou bilieuse qu'il signale comme régnant habituellement à Montpellier pendant la plus grande partie de
l'année. La fièvre gastrique maligne contagieuse qu'il
décrit avec soin n'est autre chose que le typhus. Sous
l'influence d'une constitution humide, variable et
modérément froide, il a observé un grand nombre de
maladies catarrhales, pituiteuses, et des pneumonies
de mauvais caractère exigeant de légers évacuants, des
toniques, des vésicatoires et non des émissions sanguines.
On lit avec fruit les réflexions auxquelles Fouquet se
livre à cette occasion. La division qu'il donne des maladies populaires est un peu vague et embarrassée ; elle
ne porte pas l'empreinte de la justesse et de la netteté
de son esprit. Ajoutons enfin que la partie anatomo-pathologique est malheureusement trop négligée dans ce
mémoire, et que l'humorisme y joue un rôle exagéré.

Fouquet a puissamment contribué à propager l'inocu-
lation de la petite vérole ; mais il a eu peu de sympathie

pour la vaccine. Il s'est élevé contre l'abus des purgatifs
dont Fizes avait donné l'exemple, et contre celui des
saignées copieuses pratiquées et prônées outre mesure,
à Montpellier, par Serane le fils. Il a insisté sur la nécessité de hautes doses de quinquina dans les fièvres intermittentes et rémittentes pernicieuses ; il a même en-
trevu, avant la publication de l'ouvrage de Médicus,
l'utilité de la précieuse écorce du Pérou contre toutes
les maladies dans lesquelles la périodicité est bien établie.

Le titre auquel il tenait le plus est celui de *médecin hippocratique*. On l'a même accusé de s'être trop exclusivement attaché à paraphraser et à commenter Hippocrate ;
d'avoir inspiré à ses élèves trop d'enthousiasme et d'admiration pour ce grand homme. Ce reproche est exagéré.
Fouquet, quoique imbu de certains préjugés qu'il n'a pas
su entièrement secouer, par respect pour leurs auteurs,
Fouquet, dis-je, tenait compte du progrès des temps ; il
savait rejeter les erreurs du passé et ne pas s'astreindre à
l'opinion d'un seul homme, quelque grand qu'il fût. Il
avait soin de prévenir les élèves, c'est lui-même qui le
dit, « contre les erreurs dont les auteurs, sans excepter
Hippocrate lui-même, n'ont pas toujours été exempts ;
car l'erreur est de tous les hommes, et la célébrité des
noms ne doit pas être un titre pour que la vérité fléchisse
devant elle. » (*Discours sur la clinique.*)

J. Pétiot a eu le privilége de partager avec Fouquet le
service de la clinique interne depuis l'époque de sa fondation. Il était fils d'Honoré Pétiot, praticien habile et
répandu. Après l'obtention du titre de docteur, il s'était
fait connaître par des cours particuliers qui annonçaient
son goût et son aptitude pour l'enseignement. Jeune en-

core, il jouissait de l'estime et de la confiance de ses con-
citoyens, et se voyait à la tête d'une nombreuse clientèle.
Chargé d'une mission aussi périlleuse qu'honorable contre
une maladie qui décimait l'armée des Pyrénées-Orien-
tales, il l'accepta avec empressement et la remplit
avec autant de zèle que d'abnégation. Le professorat
trouva en lui un praticien modeste, doué d'un sens droit
et d'un jugement exercé, plein de dévouement pour ses
malades, attentif à observer la nature, les phases et les
complications d'une maladie; habile dans le pronostic,
n'agissant qu'après un mûr examen, montrant beaucoup
de sagacité dans l'art de saisir et de démêler les indications curatives, s'attachant à éviter les abus de la polypharmacie et des moyens trop perturbateurs. Il n'inspi-
rait pas comme Fouquet l'admiration du talent; il n'enseignait pas avec la même autorité; mais il fut utile aux
élèves, en inculquant dans leur esprit de saines idées,
en les prémunissant contre de faux systèmes, en leur
rappelant les immortelles maximes de l'École de Cos, et
en les faisant profiter des résultats d'une pratique étendue
et variée.

La carrière de ce Professeur a été prématurément
brisée. Il est mort en 1800 (1er Pluviôse an VIII), âgé de
53 ans, victime de son devoir et de son dévouement qui
lui valurent, à l'hôpital St-Éloi, la maladie contagieuse
qui mit fin à ses jours. Triste et glorieuse mort à laquelle
le corps médical est accoutumé à payer si noblement
son tribut !

« Pétiot ne s'est point signalé par un grand nombre de
travaux littéraires, dit Berthe, son collègue et son apo-
logiste ; mais il ne laissa jamais échapper une seule occasion de servir l'humanité ; à chaque instant de sa vie,

il était trop pressé de secourir ses semblables , pour
songer à devenir utile à la postérité par des écrits (1). »
Cette fine et ingénieuse remarque du Professeur Berthe
ne doit pas nous empêcher de regretter que Pétiot n'ait
pas consacré, par quelque ouvrage sorti de sa plume ,
le souvenir d'une brillante pratique. Son nom n'eût-il
pas beaucoup gagné à être inscrit à la fois dans le cœur
de ses malades et dans les annales de la science ?

Le nom de Ch.-L. Dumas mérite une large place dans
l'histoire de notre clinique. Chargé de suppléer Fouquet
pendant quatre ans, il montra qu'il possédait à un haut
degré les qualités du praticien et celles du professeur.
« La tâche de M. Dumas, dans cette circonstance, fut
d'autant plus difficile, dit Prunelle, qu'il remplaçait le
célèbre Fouquet. L'enseignement n'avait plus, il est
vrai, ce quelque chose de solennel que peut seul inspirer
la face vénérable et auguste d'un vieillard. Celui-ci s'occupait essentiellement à prévoir les événements d'une
maladie abandonnée aux seules forces de la nature (2);
M. Dumas s'attachait davantage à préciser les divers
modes de traitement par lesquels on peut combattre la
même maladie, se dirigeant en cela d'après ces belles
classifications thérapeutiques inventées par Barthez ,
classifications dont l'emploi, au lit des malades, distingue seul le médecin véritable de l'empirique ignorant.

***

(1) Berthe , éloge de Pétiot.
(2) Il y a de l'exagération dans ce jugement ; ce qui ne m'empêche
pas de reconnaître que l'*Éloge* de Dumas par Prunelle est une œuvre
scientifique sérieuse, remplie de vues élevées et de judicieuses
critiques.

23

Tous les élèves de ce temps se rappellent encore avec
quel soin le jeune professeur s'attachait à prévoir les
impressions que les organes ont reçues de la maladie,
lorsque l'issue funeste de celle-ci fournissait l'occasion
de vérifier les conjectures qu'elle avait fait naître. Ce
n'est, en effet, que dans les cours de clinique que l'anatomie pathologique peut être étudiée véritablement. C'est
là seulement que l'on voit que les applications de cette
science ne sont pas toujours si faciles, et qu'on aurait
grand tort de ne compter que sur elles pour le perfectionnement de la médecine (1). » Et quel homme était plus
apte que Dumas à apprécier les bienfaits ainsi que les
dangers de l'application de l'anatomie pathologique à la
médecine pratique ! Il aurait désiré succéder à Fouquet,
mais on aima mieux le maintenir dans la chaire d'anatomie et de physiologie qu'il illustrait, et créer en même
temps pour lui un service de *médecine clinique dite de
perfectionnement, appliquée aux maladies chroniques
réputées incurables.*

Deux grandes salles attenantes à l'hôpital St-Éloi furent
disposées pour cet important objet. On y réunit des
malades de l'un et l'autre sexes, épileptiques, para-
lytiques, maniaques, phthisiques, hydropiques, scrofuleux, goutteux, etc. « L'étude particulière que M. Dumas
avait faite des maladies chroniques, dès son début dans

(1) Éloge de Dumas par Prunelle, inséré dans la deuxième édition
de la *Doctrine générale des maladies chroniques* de Ch.-L. Dumas,
publiée et annotée par Rouzet, et augmentée d'un supplément sur
l'*Application de l'analyse* à la médecine pratique, par Fréd. Bérard.
2 vol. in-8°. Paris, 1824. La première édition de l'ouvrage de Dumas
avait paru en 1812. 1 vol. in-8°.

la carrière médicale, dit Prunelle, l'étendue de son
érudition, la rectitude de son jugement, annonçaient
d'avance tout ce qu'un enseignement semblable pourrait
devenir entre ses mains. » Ces prévisions ne furent pas
démenties. La nouvelle institution fut doublement profitable aux élèves et aux malades, jusqu'à la mort du
savant professeur survenue en 1813. De là est sortie la
Doctrine générale des maladies chroniques, livre fortement pensé, révélant chez l'auteur un esprit philosophique d'une haute portée, joint à de grandes
notions médicales. Dans ce traité, les maladies chroniques sont étudiées sous toutes leurs faces et dans
toutes les circonstances de leur développement. L'auteur
a fixé les conditions qui les rapprochent et les distinguent les unes des autres ; il a déterminé les analogies
et les différences qui existent entre elles et les maladies
aiguës ; il a enfin établi les *éléments* dont elles se composent et les sources d'indications qu'elles présentent.
Mais n'anticipons pas : j'aurai à m'appesantir, dans la seconde partie de ce travail, sur la manière dont Dumas a
conçu et exécuté les applications de l'analyse à la pathologie ; je montrerai en quoi ses idées à ce sujet se rapprochent et diffèrent de celles de Barthez, de Frédéric
Bérard et de leurs successeurs. Il serait, en outre, intéressant de considérer Dumas comme physiologiste, et de
le mettre en regard de Barthez ; mais ce parallèle serait
ici déplacé (1).

(1) Les *Principes de Physiologie* de Dumas se composent de 4 vol.
in-8, dont les trois premiers ont paru en 1800, et le quatrième en
1803. Une seconde édition moins complète et moins philosophique
que la première a été publiée à Montpellier en 1806.

Entre autres publications de Dumas, je me bornerai à signaler les suivantes qui ont trait à la médecine pratique : 1º un article sur les affections gastriques dans lequel il montre, d'après la pratique des plus grands médecins, l'utilité des vomitifs dans ces maladies ; 2º son remarquable parallèle entre Baillou et Sydenham ; 3º les notes qu'il a ajoutées au livre de Reid sur *la nature et le traitement de la phthisie pulmonaire* ; 4º le mémoire sur l'utilité du quinquina dans certaines fièvres rémittentes survenant à la suite des grandes plaies ; 5º sa relation des maladies qui ont régné dans l'armée d'Italie pendant le dernier trimestre de l'an II et le premier de l'an III, maladies qu'il a observées et traitées en qualité de médecin militaire. Ces divers travaux ainsi que ses nombreux *discours* se distinguent par la finesse et la solidité des appréciations ; ils portent le cachet d'un esprit sévère et consciencieux également ami de la tradition et du progrès.

La *Clinique de perfectionnement*, instituée pour Dumas, s'éteignit avec lui. Elle n'a plus été rétablie depuis lors ; c'est une lacune regrettable de notre enseignement. Et pourquoi ne dirai-je pas ici toute ma pensée : Montpellier a encore à déplorer l'absence de cliniques spécialement affectées à l'étude des maladies de l'enfance, des maladies de la vieillesse et des aliénations mentales. L'instruction médicale pratique y est donc incomplète. C'est un mal très-sérieux auquel il importe de remédier. La création de ces divers services cliniques, confiés à des praticiens actifs et habiles, aurait les plus grands avantages. Il est aujourd'hui question d'agir dans ce sens et d'opérer quelques réformes utiles. Espérons.

Je reprends mon esquisse historique. Après la mort de Pétiot, Joachim Vigarous remplit provisoirement les fonctions de Professeur de clinique médicale (1). Cet *intérim* est marqué par une expérimentation qu'il est bon de rappeler : l'ÉCOLE chargea Vigarous de faire sous ses yeux et en présence des élèves, dans une des salles de la clinique, des expériences et des observations destinées à fixer son opinion sur la vaccine. Huit enfants sont choisis dans ce but. Le 12 et le 13 Pluviôse de l'an IX, Vigarous leur inocule la vaccine. L'opération réussit ; l'éruption est très-bénigne. Le 13 Ventôse suivant, la petite vérole leur est inoculée sans résultat. Vigarous fait à ce sujet un judicieux rapport sur lequel l'ÉCOLE prononce une opinion favorable, tempérée par une sage réserve (2).

A Pétiot succède Victor Broussonnet. Son père était Professeur de l'Université de médecine de Montpellier. En 1790, n'ayant encore que 19 ans, il le supplée dans

---

(1) J. Vigarous, nommé, ainsi que Poutingon, Professeur de clinique chirurgicale, lors de la création des *Écoles de santé*, permuta un an après (12 Brumaire an IV) avec Méjan, et passa ainsi à la chaire d'accouchements. Une autre mutation le fit plus tard Professeur d'*Instituts de médecine et d'hygiène*.

Il a publié, en 1788, d'intéressants mémoires de son père sur la *régénération des os*, sur les *loupes osseuses*, et sur les *hernies*. Il est, en outre, l'auteur d'un *Cours élémentaire de maladies des femmes* (Paris, 1801, 2 vol. in-8), livre trop oublié de nos jours, riche de faits et de sages préceptes.

(2) Voici dans quels termes l'ÉCOLE a formulé son jugement : « En comparant les observations qui viennent de lui être rapportées, avec celles qui étaient parvenues déjà à sa connaissance, l'ÉCOLE DE MÉDECINE a cru voir entre elles assez d'analogie pour croire qu'elles puissent se servir mutuellement de preuves. Elles confirment la propriété qu'on ne peut guère refuser à la vaccine de donner une

l'enseignement de la médecine. De 1793 à 1796, il est attaché à l'ambulance de l'armée des Pyrénées-Occidentales, en qualité de médecin en chef. C'est de là qu'en 1796 il est institué, à 26 ans, Professeur de *médecine opérante* à l'École de santé de Montpellier. Son avancement fut donc des plus rapides. « Stimulé par son entourage, dit M. Fuster, il courut bien plus qu'il ne marcha dans notre carrière laborieuse (1). » Il ne garda pas long-temps la première chaire qui lui fut confiée : à la mort de Pétiot, il obtint celle de clinique médicale qu'il a occupée pendant près d'un demi-siècle (2).

En 1800, il fit partie de la Commission médicale envoyée en Espagne pour étudier la fièvre jaune qui ravageait l'Andalousie. Cette Commission, composée de Berthe, Broussonnet et Lafabrie, s'adjoignit Caizergues, en qualité de secrétaire. La maladie venait de cesser

---

affection moins grave que la petite vérole, et capable d'en préserver. Mais elles laissent sur tout le reste une incertitude que le temps seul a le droit de dissiper. Telles qu'elles sont néanmoins, l'ÉCOLE juge ces observations assez intéressantes pour les rendre publiques et pour désirer que ses membres les multiplient, afin de concourir par leurs propres expériences à fixer l'opinion des médecins et du peuple sur le degré d'importance qu'il convient d'attacher à la méthode nouvelle qui en fait le sujet. »

Délibéré par l'École de médecine de Montpellier, le ving-huit Germinal, an neuvième de la République française.

RENÉ, Directeur ; DUMAS, GOUAN, FOUQUET, POUTINGON, MONTABRÉ, MÉJAN, VIGAROUS, SENEAUX et VIRENQUE, Professeurs, signés.

(1) Notice sur Victor Broussonnet. *Rev. thérap. du Midi*, 1850, p. 29.

(2) Victor Broussonnet, né à Montpellier le 15 Août 1771, est décédé le 17 Décembre 1846.

quand les médecins de Montpellier arrivèrent à Séville ;
ils n'eurent guère à visiter que des convalescents. La
Commission fit néanmoins une enquête approfondie sur
les causes, les symptômes, la marche et le mode de pro-
pagation de l'épidémie ; elle discuta judicieusement les
divers traitements appliqués, etc. (1).

En 1809, le typhus venait de sévir sur l'hôpital militaire de Toulon ; il menaçait de se répandre dans la ville.
Broussonnet y fut envoyé. Son courage, sa présence
d'esprit et son coup d'œil médical ne lui firent pas défaut.
Grâce à un bon système de ventilation et à d'autres utiles
prescriptions thérapeutiques, il contribua puissamment
à arrêter les progrès du fléau.

Broussonnet n'a pas beaucoup écrit. Le *Tableau élémentaire de la séméiotique, Montpellier, an IV,* est son principal
ouvrage. C'est le résumé de quelques leçons faites à l'hôpital St-Éloi, en remplacement de Fouquet. Il a été
l'objet d'une critique des plus sévères de la part de
Sprengel. « Victor Broussonnet publia, dit-il, un manuel très-imparfait de séméiotique, où l'on ne doit pas
moins blâmer l'attachement aveugle et exclusif aux principes d'Hippocrate, que la manière superficielle avec
laquelle tous les objets sont traités (2). » Je ne prétends
pas défendre contre Sprengel toutes les assertions du
livre. Je dis seulement que le savant historien de la médecine aurait dû le traiter un peu plus favorablement,
eu égard à plusieurs aperçus vrais et intéressants qu'il

---

(1) Voir, sur cette maladie, l'ouvrage de Berthe qui brille surtout
par une heureuse application de la méthode analytique au traitement
de cette fièvre.

(2) Kurt Sprengel. Histoire de la médecine, t. VI, p. 458.

renferme. Sprengel oublie que l'opuscule de Broussonnet n'a même pas la prétention d'être un manuel; il n'est qu'un simple *Tableau élémentaire*. Ne contient-il pas enfin quelques précieuses idées philosophiques qui commandent un jugement plus équitable (1) ?

L'étude des signes des maladies avait particulièrement fixé l'attention et la sagacité de Fouquet, que Double appelle *le Nestor de la séméiotique*. Il avait enseigné cette branche importante de la médecine, objet de sa prédilection, dans l'ancienne Université et à la Clinique.

Le cours de séméiotique de Fouquet eut un grand retentissement en France. On se disputait les manuscrits des Leçons du Professeur de Montpellier sur cette matière. Suivant Ch.-L. Dumas, ils étaient plus connus et plus recherchés que beaucoup d'ouvrages imprimés. La *Séméiologie générale*, livre justement classique, s'est ressentie du cours de Fouquet, que Double déclare avoir

---

(1) Entre autres propositions de ce genre, je signale les suivantes : « L'homme ordinaire ne voit jamais que les détails ; son imagination resserrée ne lui représente qu'un symptôme, l'un après l'autre ; et souvent même il ne peut concevoir en entier le tableau d'une fièvre éphémère. Le véritable médecin, au contraire, saisit d'un coup d'œil l'analyse de tous les signes, et compose rapidement l'idée de la maladie, p. 32 et 33. — S'il est philosophique de ne croire qu'aux démonstrations, il ne l'est guère de douter de tout. Le pyrrhonisme ne veut se soumettre à rien ; le doute cartésien pèse les preuves ; il les discute, mais il écoute ; l'un est aussi éloigné de la sagesse que l'autre en est rapproché, p. 45. — Il ne faut pas chercher à voir dans les malades ce que l'on désire, ou ce que l'on s'attend à y trouver ; mais seulement ce qui y est véritablement. Si vous n'avez déjà accoutumé votre esprit à l'observation, vous en prendrez difficilement l'habitude. » P. 64.

suivi et mis à profit (1). Broussonnet s'en est aussi
inspiré. Son livre aurait probablement été plus complet
et mieux coordonné, s'il s'était moins hâté de le produire à une époque où il n'avait pas encore assez vu ,
assez lu et surtout assez médité, pour traiter en maître
un sujet aussi vaste et aussi épineux.

On doit de plus à ce Professeur une réimpression de
six thèses de choix qu'il fit paraître, en 1802, sous le titre
de *Thesaurus academicus, etc.* (2), et quelques petits
articles de journal.

La réputation de Broussonnet comme praticien est
supérieure à celle qu'il a obtenue comme écrivain et
comme professeur. Ses qualités dominantes étaient une
agréable simplicité , une charmante bonhomie, n'ayant
rien de vulgaire, un goût assez marqué pour le para-
doxe , beaucoup de savoir et un discernement parfois
exquis , ou plutôt un instinct médical peu ordinaire qui
lui a permis , dit-on , dans quelques circonstances , de
diagnostiquer avec une finesse et une profondeur sur-
prenantes. Il ne se traînait pas sur les détails. Souvent il
semblait deviner plutôt qu'observer. Il y a deux méthodes,

---

(1) Double. Séméiologie générale, 1811. Voir le discours préliminaire. Double apprécie en ces termes l'opuscule de Broussonnet : « Si
M. Broussonnet publie, comme on doit le désirer , une seconde édition de son travail , on y trouvera plus de correction, plus d'exactitude et surtout un ensemble plus complet de doctrine séméiolo-
gique. » Il est à regretter qu'une nonvelle édition ainsi perfectionnée
n'ait pas vu le jour.

(2) Au nombre de ces six thèses figure celle de Fouquet : *De fibræ
naturâ, viribus et morbis in corpore animali* , soutenue à Montpellier
en 1750, pour le doctorat.

disait-il, la méthode de l'élève et celle du maître : la
première consiste à peser minutieusement chaque cause,
chaque symptôme, chaque particularité propre au malade
et à la maladie, à s'élever graduellement du connu à l'in-
connu ; et, par une marche lente, longue et pénible, à
parvenir à la formule du diagnostic, du pronostic et des
indications thérapeutiques. La seconde, celle du maître,
est plus expéditive et plus brillante. Elle se réduit à une
sorte d'intuition savante qui, d'un seul trait, sans effort
et comme en devinant, atteint la notion de la vérité.
Méthode éblouissante, j'en conviens, parfois admirable
dans ses résultats, mais difficile et dangereuse en des
mains inhabiles. Tour de force intellectuel trop fécond
en déceptions, pour qu'il soit permis d'en prôner, sans
restriction, les merveilles ! A Dieu ne plaise que, tombant dans l'extrême opposé, je veuille couper les ailes
au génie et lui ravir ces illuminations dont il a le secret
et qui font sa gloire! Méconnaître les prodiges du tact
médical, serait à la fois une faute et une injustice flagrante.
Oui, un seul signe constitue souvent un trait de lumière
pour le vrai praticien; oui, la sagacité médicale supplée
parfois avec succès les données confuses de l'observation.
Mais, dans une matière aussi grave que celle du diagnostic et du traitement des maladies, n'importe-t-il pas,
au plus haut degré, de se tenir en garde contre les *à
priori*, contre les jugements anticipés, et de ne négliger
aucune des circonstances qui peuvent donner à nos appréciations plus de consistance et plus d'autorité !

La constitution médicale (1), l'état général du malade,

---

(1) « La connaissance des constitutions (des saisons et des constitutions médicales), dit-il, dans le *Tableau élémentaire de la séméiotique*, pag. 20, forme la base et le principe de l'art du praticien ; sans

l'observation de la physionomie, du pouls, etc., telles sont les principales sources auxquelles Broussonnet puisait les éléments du diagnostic. On lui a reproché, non sans raison, d'avoir dédaigné les lumières de la percussion, de l'auscultation et de l'anatomie pathologique.

Sa thérapeutique était active, surtout au début des maladies ; il savait manier avec énergie, suivant l'exigence des cas, les émétiques, l'opium, les purgatifs, la saignée. Il a particulièrement étudié l'action de l'ipécacuanha, à haute dose, dans la pneumonie ; celle du tartre stibié contre le rhumatisme, du vésicatotre contre l'érysipèle phlegmoneux, etc. Il s'attachait surtout à déterminer les *éléments* constitutifs des états morbides, et à les combattre suivant leur degré de prédominance. La plupart de ces remèdes nouveaux, auxquels une propagande intéressée procure un succès éphémère, trouvaient en général fort peu de crédit auprès de lui.

---

elle il errera dans l'étude des maladies ; avec ce guide, non-seulement il distinguera leur nature, mais il apprendra à les prédire. » Un peu plus loin, p. 25, il ajoute : « Les constitutions naturelles ne peuvent donc produire des maladies (il y a néanmoins, peut-on lui objecter, des maladies propres aux constitutions naturelles des saisons), on ne doit pas les appeler médicales. Pour qu'elles deviennent telles, il faut : 1o excès dans les caractères des saisons ; 2o permanence dans ces excès ; 3o échange dans les caractères. » Et, plus loin, pag. 28 : « Les saisons ne sont pas les seules causes des constitutions médicales ; il en est d'autres qui peuvent concourir à cette formation, et la modifier diversement. Ce sont les climats, les positions des lieux, les mœurs et les habitudes des peuples ; enfin la direction des vents. » Cette proposition contredit en partie la précédente. Le mot *constitution médicale* étant pris dans des acceptions différentes, j'ai tenu à montrer le sens que lui donnait Broussonnet. Cette indication me suffit ; une discussion sur ce point important serait ainsi déplacée.

L'humorisme jouait un trop grand rôle dans ses théories. Tout en protestant contre les systèmes, il ne prenait pas garde qu'il était lui-même très-systématique.

Malgré le sens médical et la longue expérience qui le distinguent, il n'a pas su s'affranchir de nombreux préjugés. Son talent, fécond en heureuses inspirations, a été souvent inégal. Il mérite néanmoins d'être compté au nombre des praticiens d'élite.

Depuis le 22 Fructidor de l'an XI, jusqu'au 18 Mars 1827, époque de sa mort, Pierre Lafabrie fut le collègue de Victor Broussonnet, en qualité de Professeur de clinique médicale. Il succéda à Fouquet qui, nommé alors Professeur honoraire, mourut, trois ans après, à l'âge de 80 ans, le 10 Octobre 1806.

Né à Montpellier, le 6 Mai 1751, Pierre Lafabrie avait reçu le bonnet de docteur en 1771. En 1789-90, il concourut pour une chaire laissée vacante par la mort de Sabatier; mais il se retira de la lice après avoir fait les cinq premières préleçons (1). L'an III, lors de la création

(1) Les concurrents, au nombre de treize, étaient : Baumes, Berthe, Crespin, Dorthes, Dumas, Fouquet, Goguet, Jaubert, Lacaze, Lafabrie, Lagarde, Reybaud et Vigarous. Trois se retirèrent avant le commencement des préleçons ; ce furent Lacaze, Lagarde et Reybaud. Le Professeur Grimaud mourut dans l'intervalle. Fouquet, alors âgé de 65 ans, et qui concourait pour la troisième fois, fut nommé, après sa sixième préleçon, par un décret spécial et exceptionnel du Gouvernement, professeur en remplacement de Grimaud. La lutte resta ouverte pour les autres compétiteurs. Baumes obtint la chaire de Sabatier ; Dumas fut classé le second. Ce n'est pas, comme on l'a dit, dans ce concours; c'est dans un autre ouvert, en 1770, pour la chaire laissée vacante par la mort de Venel, que Fouquet eut à traiter la fameuse question *Quantum distet principium vitale hominis ab anima cogitante.*   4

des Écoles de santé, on le nomma professeur-adjoint à la chaire d'anatomie et de physiologie. Ce poste ne lui allait pas. L'an IV, une mutation lui permit d'être adjoint à la chaire de pathologie et de nosologie occupée par Baumes ; enfin, l'an XI, il obtint la succession de Fouquet à la clinique, but principal de son ambition.

Lafabrie n'a malheureusement rien publié. Il était doué d'une verve caustique souvent associée à beaucoup de bon sens et de finesse. Profondément versé dans la littérature médicale de l'antiquité, il connaissait surtout les traités hippocratiques, dont il vantait sans cesse la perfection et l'étendue ; il avait peu étudié les auteurs modernes. Il ne brilla pas par la facilité de l'élocution ; mais il avait du trait et de l'à-propos. Il interrogeait le malade avec méthode, il l'observait avec soin, négligeant pourtant un peu trop l'examen de l'état local. Il ne sut pas ou plutôt il ne voulut pas mettre à profit la découverte dont Laënnec a doté la science en 1819. Son diagnostic était généralement sage et réservé : dans le pronostic, il montra une sorte de sagacité prophétique, un talent vraiment exceptionnel. Le naturisme a été sa doctrine de prédilection. Il ne se déterminait à agir que d'après des indications bien nettes et bien motivées ; dans le doute, il préférait s'abstenir. Sa thérapeutique était timide, et sa matière médicale peu variée. Au début d'une affection fébrile, par exemple, après avoir rempli, s'il y avait lieu, l'indication principale de la saignée, du vomitif, etc., il livrait habituellement la maladie à sa marche naturelle, tout en restant néanmoins dans une *expectation armée*. Sa visite était instructive. Avec lui, on pouvait surtout étudier l'influence de la nature ; et, avec Broussonnet, celle de l'art dans le traitement des maladies. Double a fait grand cas de la clairvoyance et de la savante réserve de Lafabrie comme praticien. Je l'ai suivi de près , disait-il , et il m'a beaucoup appris.

A côté de Broussonnet et de Lafabrie , et en dehors de la Faculté , figurent deux hommes qui , pendant long-temps , furent considérés comme la personnification des bonnes traditions de la médecine pratique de Montpellier : ce sont Roucher et Chrestien. Le premier, médecin en chef des salles militaires de l'hôpital St-Éloi, est l'auteur d'un *Traité de médecine clinique*, Montpellier, an VI, basé sur les faits observés par lui dans cet hôpital , de 1793 à 1797. Ce livre , rempli de saines appréciations , renferme surtout de sages conseils sur le traitement de plusieurs maladies , parmi lesquelles je dois signaler le typhus , les fièvres paludéennes, la dysenterie et le scorbut. Le second a joui d'une grande célébrité; une foule de ma-lades venaient consulter des divers points de l'Europe *ce guérisseur habile*. Plusieurs cures brillantes et ines-pérées justifient sa réputation étendue. Ses travaux sur la méthode iatraleptique, sur la résine de quinquina , sur les préparations d'or, etc., révèlent la finesse de son dis-cernement comme praticien; ils honorent et perpétuent le souvenir de son nom.

J'arrive au Professeur Caizergues , successeur de Lafabrie. Je l'ai particulièrement connu ; il m'honorait de son affection, et je conserverai toujours de lui un précieux souvenir.

Né à Montpellier, le 4 Juillet 1777, Fulcrand-César Caizergues avait été l'élève particulier et le chef de cli-nique de Fouquet. Le 12 Février 1820, il fut nommé Professeur de médecine légale. Une ordonnance du

24 Décembre 1824 le fit passer à la chaire de thérapeutique et matière médicale; enfin, grâce à une nouvelle
mutation, il fut appelé à la clinique par un arrêté minis-
tériel, en date du 30 Avril 1827.

Caizergues est l'image du praticien de bon sens, simple,
modeste, prudent, observateur attentif. Chez lui, point
d'entraînement de l'imagination; nul désir de briller par
la promptitude et la hardiesse du diagnostic, par la
vigueur et la nouveauté des moyens thérapeutiques. Son
érudition n'est pas des plus vastes ; mais elle est solide.
Il n'a pas le privilége de l'art oratoire; il ne vise pas au
prestige de la forme; il n'aspire qu'à être simple, vrai,
net et concis. C'est un esprit pratique et positif, un médecin éminemment éclectique. Sous le rapport du maniement des remèdes, il tient un juste milieu entre Broussonnet et Lafabrie. Avant de se prononcer, il demande
du temps et de la réflexion; il observe et écoute attentivement le malade; il fait parler les assistants, les con-
frères, les élèves. Il combat Brown et Broussais, mais en
leur empruntant ce qu'ils ont de bon. Les exagérations
de l'École organicienne ne lui font pas méconnaître les
services qu'elle a rendus. Il attache plus d'importance
que Broussonnet aux récentes acquisitions des anatomo-
pathologistes et aux utiles applications dont elles peuvent
devenir l'objet entre les mains des médecins vitalistes. Il
juge les hommes et les choses avec sagesse et avec modé-
ration. Il ne repousse, de parti pris, aucun progrès,
aucune découverte ; il les accepte, mais toujours avec
réserve et sans enthousiasme. C'est surtout à ce point de
vue que Caizergues me paraît avoir exercé une influence
salutaire sur les générations successives d'étudiants qui
ont suivi ses visites et ses leçons.

Un mot sur ses écrits : jeune encore il a publié, avec
la collaboration de Rogéry, une bonne description du
typhus, *Fièvre continue rémittente, putrido-maligne, contagieuse,* qui sévit à l'hôpital Sᵗ-Éloi, où elle causa la mort
du Professeur Pétiot et de quelques élèves (1).

Le *mémoire sur la contagion de la fièvre jaune* parut en
1817. Dans cet important travail, Caizergues a mis en
lumière un certain nombre de vérités aujourd'hui assez
généralement acceptées.

Son étude sur les *systèmes en médecine* est un nouveau
témoignage de la raison sévère et de l'esprit impartial
qui le caractérisent. Cet opuscule contient, en outre, une
série d'utiles notions de pathologie générale.

Son *rapport sur la grippe* qui régna à Montpellier en
1837 est un modèle de description savante. Les nombreux
comptes-rendus de son service à l'hôpital Sᵗ-Éloi, insérés
dans divers journaux de médecine de Montpellier, four-

---

(1) Opinion de l'École de médecine de Montpellier, sur la nature,
la marche et le traitement de la fièvre observée dans les hôpitaux de
cette commune, pendant les six premiers mois de l'an VIII. Montpellier, an VIII, 122 pages in-4º. Le traitement de cette maladie est
judicieusement institué d'après la considération des éléments qu'elle
présente. Voici ce qu'on lit dans le mémoire, relativement aux autopsies cadavériques : « L'ouverture des cadavres n'a présenté à nos
recherches aucune altération dans les organes que contiennent ces
trois cavités. Les nombreuses dissections faites par les auteurs qui
ont décrit des maladies analogues n'ont pas offert à la plupart d'entre
eux des résultats plus satisfaisants........ Nous observâmes seulement
une forte tendance à la putréfaction, annoncée par l'odeur fétide que
les cadavres exhalaient peu d'heures après la mort, et une extrême
dissolution du sang qui restait très-long-temps fluide. » Page 89-90.

millent d'observations intéressantes et de sages appréciations (1).

Dans les derniers temps de leur vie surtout, Broussonnet et Caizergues furent suppléés, à plusieurs reprises,
par des Agrégés. MM. Bertin, Andrieu, Rodrigues,
Dupré, Barre et mes collègues actuels de la section de
médecine, par leur zèle et par leur aptitude à la pratique
et à l'enseignement, se sont montrés à la hauteur de la
difficile tâche qu'ils ont eue à remplir.

Caizergues est mort le 4 Novembre 1850, quatre ans
environ après Broussonnet, son collègue et son ami.

En 1849, M. Fuster a succédé à Broussonnet ; il est le
premier Professeur de clinique médicale de Montpellier,
nommé par la voie du concours. Le même mode de nomination a donné, en 1852, à M. Dupré, la chaire de
Caizergues.

On voit tous les jours à l'œuvre les deux Professeurs
actuels. Je n'ai pas à juger leur talent et à montrer les
améliorations qu'ils ont introduites à la clinique médicale.
Mes appréciations pourraient d'ailleurs paraître intéressées. Je borne donc ici mon aperçu historique.

----

(1) Dans un de ces comptes-rendus, il décrit avec soin les altérations des follicules de Brünner, des plaques de Peyer et des ganglions
mésentériques, qu'il a rencontrées, pour la première fois, dit-il, en
Août 1827, sur trois soldats suisses morts de fièvre continue rémittente, ataxo-adynamique. (Voir *Mémorial des ¦hôpitaux du midi*,
t. II, 1830 ; p. 129).

Les comptes-rendus de la clinique médicale rédigés en 1806 par les
deux frères Desplantes, et ceux plus récents de MM. Galet, Rodrigues,
Bourely, Bordes-Pagès, Ressiguier, etc., méritent une mention
spéciale.

II.

J'ai à faire connaître maintenant l'esprit ou le caractère propre de la clinique médicale de Montpellier.

Quels sont les principes les plus élevés qui sont le point de départ de ses opérations ? quelle est la méthode qui l'inspire et la dirige ? quelles sont les grandes vérités qu'elle a contribué à sanctionner et à mettre en lumière ? sur quels points principaux doivent porter ses perfectionnements ultérieurs ? Je vais essayer de répondre à ces différentes questions. Elles sont d'une haute importance. Je ne me dissimule pas les difficultés qu'elles présentent ; aussi n'ai-je pas la prétention d'apporter ici une solution entièrement irréprochable.

Les courts développements dans lesquels je suis entré dans mon aperçu historique montrent une remarquable conformité de vues entre les divers Professeurs de clinique dont j'ai esquissé le tableau ; ils attestent une unité doctrinale qu'on trouverait difficilement dans d'autres Facultés médicales. Est-ce à dire que toutes leurs opinions, que toutes leurs tendances soient absolument identiques et comme jetées dans un même moule ? nullement. Une entente aussi formelle me paraît même peu désirable et actuellement impossible en médecine. Chaque esprit a son individualité dont il ne peut et ne doit entièrement se départir. Une foule de points encore obscurs ou confus nécessitent les lumières de la discussion et du libre examen. Dès lors, n'est-il pas naturel de voir apparaître quelques divergences, quelques vues personnelles, quelques aspirations en différents sens, basées sur des convictions d'autant plus respectables qu'elles sont mieux motivées ? Toujours est-il qu'à Montpellier les dissi-

dences ne portent en général que sur des points secondaires ; l'accord existe sur les principes fondamentaux
de la science anthropologique et de la pratique médicale,
malgré , je le répète, quelques nuances qu'on est un peu
trop disposé à exagérer, et dont je n'ai pas à m'occuper
ici (1).

Le principal caractère , je dirai même l'éternel honneur de l'École de Montpellier, est d'être essentiellement
médicale et pratique.

A l'exemple d'Hippocrate , elle considère la médecine
comme une science à part, *autonome*, distincte de toutes
les autres, ayant des faits et des lois qui lui sont propres,
faits et lois dont la notion nous est seulement fournie par
l'observation directe de l'homme sain et malade étudié en
lui-même et dans ses rapports avec le monde extérieur.

Oui, la science médicale est *autonome*. Elle ne relève
en aucune façon des principes de la physique , de la mécanique et de la chimie. On peut l'affirmer aujourd'hui ,
malgré les dénégations de Magendie , de MM. Bouillaud,
Piorry, Mialhe : l'iatro-chimisme et l'iatro-mécanisme
ont fait leur temps. Un abîme sépare la cause productrice des actes vitaux de celles qui président à l'accom-
plissement des phénomènes dont la matière dépourvue
de vie est le théâtre. Leur assimilation est radicalement
illogique. Autant vaudrait identifier le cadavre et l'homme
vivant. La biologie et la psychologie offrent aussi des
différences fondamentales. Les facultés vitales et les fa-

---

(1) Voir Barthez , *Nouveaux éléments de la science de l'homme*; F .
Bérard , *Doctrine médicale de l'École de Montpellier* ; les nombreux
ouvrages de M. Lordat , la *Doctrine médicale de l'École de Montpellier* , par M. le Prof^r Alquié , etc.

cultés intellectuelles et morales , malgré quelques ressemblances , n'ont-elles pas , en effet , une origine, un
mode de production , un but bien distincts , en un mot,
un ensemble d'attributs spéciaux excluant toute identité
de nature? Ces vérités sont aujourd'hui assez généralement admises ; et c'est en grande partie à l'École hippocratique de Montpellier qu'est dû ce triomphe. Qu'il
me soit permis d'invoquer à ce sujet les paroles éloquentes
et profondément vraies de F^c Bérard : « Et comment la
médecine n'aurait-elle pas son génie propre, quand son
essence est spécifique et *sui generis*, comme la nature de
l'objet qu'elle est destinée à représenter fidèlement? En
effet, l'objet de la médecine est la connaissance du corps
vivant sain et malade. Ce corps vivant présente des phénomènes particuliers qui n'ont aucun rapport d'identité
ni même d'analogie véritable et fondamentale avec les
phénomènes moraux d'une part (1), et avec les phénomènes physiques et chimiques de l'autre. Or , des phénomènes distincts supposent et manifestent des forces
distinctes, des conditions particulières d'existence , des
lois spéciales d'action. On aura beau torturer le monde
physique ou le monde moral par l'esprit d'hypothèse ,
l'on n'en verra jamais sortir *à priori* et d'une manière
satisfaisante le monde vivant. La mort ni la pensée n'en-

---

(1) En prenant cette proposition un peu trop au pied de la lettre ,
on lui donnerait une signification que F^c Bérard n'aurait probablement pas acceptée ; car il a insisté lui-même , et avec raison , dans
sa *Doctrine des rapports du physique et du moral*, sur les remarquables analogies qu'offrent entre eux certains phénomènes moraux et
certains phénomènes vitaux , sur leur coopération , leur prédominance relative , etc.

gendreront jamais l'idée de la vie ; un hiatus infranchissable sépare la science des êtres vivants de toutes les autres sciences ; et cette lacune n'a pas encore été remplie par tout ce qu'ont pu imaginer les médecins animistes, physiciens, chimistes, organiciens et anatomistes. L'observation directe et intuitive de l'organisme vivant sain et malade : voilà la source de la vraie science médicale. Toute analogie, toute induction tirée de ce qui n'est pas la vie ne peut qu'égarer dans l'établissement des principes fondamentaux de la science, ne peut même que fausser l'esprit, le rendre incapable de toute vérité ultérieure, ne peut qu'anéantir, j'oserai le dire hardiment et avec une conviction profonde, ne peut qu'anéantir la science et son esprit. Celui qui ne se place pas dans ce point de vue est en dehors de la science, et ne devrait même pas être admis à discuter ses hypothèses devant le tribunal des vrais médecins. Ainsi donc, hors du vitalisme, ou plutôt hors de la doctrine franche, absolue, positive, sans nulle arrière-pensée des lois spéciales de la vitalité ou de l'organisme vivant, il n'y a qu'erreur, mensonge, déception dans la science de l'homme ; comme hors des lois physiques ou chimiques, il n'y a point de physique ni de chimie ; comme hors des lois qui régissent la moralité ou la pensée il n'y a point de morale ni de métaphysique..... L'esprit humain ne devine point ces sciences les unes par les autres (1). »

Cette notion du *vitalisme* ou science de l'organisme vivant, en tant que science distincte, *autonome*, fruit de l'observation attentive et judicieuse des phénomènes

_____

(1) Fᶜ Bérard. *Discours sur le génie de la médecine*, etc., p. 4-7.

physiólogiques et pathologiques; cette notion, dis-je,
est éminemment hippocratique; elle est même la principale base de l'Hippocratisme.

Telle est aussi la conviction de M. Littré, le savant
traducteur des œuvres d'Hippocrate. Quoiqu'il ne soit
pas toujours suffisamment imprégné de l'esprit hippocratique, il s'exprime à ce sujet de la manière suivante :
« Hippocrate regarde le corps vivant comme une substance dont les propriétés ne peuvent être déterminées
à priori, ni en vertu, disait-il alors, de la composition du
chaud, du froid, du sec ou de l'humide, ni en vertu ,
aurait-il dit, de nos jours, de la texture des parties. Les
chercher de cette façon, c'est les chercher par une mauvaise route; et ces propriétés ne se laissent pénétrer que
par une expérimentation générale qui constate quels effets
la substance vivante reçoit de chaque chose. La connaissance de ces effets constitue la connaissance du corps
humain. C'est là ce que j'appellerai le *vitalisme* d'Hippocrate, vitalisme qui, prenant la vie comme une chose
positive , et l'être vivant comme une substance , en recherche les rapports d'action et de réaction avec les divers
objets de la nature; vitalisme qui restera éternellement
vrai, à côté de tous les travaux qui ont pour but, et ont
eu, il faut ajouter, pour résultat de jeter, par l'examen
de la forme et de la texture, une grande lumière sur
certains phénomènes de l'organisme. A mesure que l'explication avance, la vie recule; elle s'échappe et demeu-
rera à jamais insaisissable; de sorte que nous devons
toujours considérer l'être qu'elle anime, comme un corps
doué de propriétés qu'il s'agit d'étudier par l'expérience,
comme un corps duquel il faut apprendre , ainsi que
le dit Hippocrate, comment il se comporte à l'égard de

chaque chose. Or, c'est ce que rien au monde ne pourrait faire deviner *à priori*. Qui, pour me servir d'un exemple choisi par Hippocrate lui-même, aurait prévu, en recherchant l'organisation du cerveau, que le vin en dérange les fonctions? Et à qui encore la connaissance anatomique du corps humain aurait-elle appris que les miasmes marécageux produisent une fièvre intermittente (1)? »

M. Littré dit ailleurs, à propos de quelques traités de la collection qui relèvent, selon lui, de l'école de Cnide, dont l'esprit est opposé à celui de l'École de Cos : « Ce qui y est saillant, c'est le désir d'asseoir les notions relatives à l'être vivant sur des phénomènes pris dans ce que nous appellerions la physique. Cette physique, à la vérité, n'est point la nôtre, avec son électricité, son magnétisme, ses théories sur la lumière, etc.; elle se borne à quelques observations sur la chaleur, l'équilibre, la pesanteur. Mais au fond, ceci importe peu; notre physique, toute savante qu'elle est, ne peut pas donner l'explication de la vie; l'électricité n'est pas l'agent nerveux, quoi qu'on ait prétendu là-dessus; et philosophiquement, on ne doit voir dans cette grande science, par rapport à la biologie, que l'ensemble des lois qui, en pesanteur, en chaleur, en électricité, en magnétisme, en lumière et en son, bornent, règlent et déterminent (provoquent) la vitalité, sans la causer (2). »

M. Pidoux, trop souvent injuste envers notre École, reconnaît néanmoins le fait important que je tiens à constater : « La gloire de Montpellier, dit-il, et elle peut

---

(1) Littré. Œuvres complètes d'Hippocrate, t. I, p. 563 et 564, argument du livre de l'*Ancienne médecine*.

(2) Littré, ouv. cité, t. VIII, p. 7.

suffire à une grande École, c'est d'avoir toujours combattu
et avec une immortelle distinction, pour l'indépendance
scientifique de la médecine (1). »

Est-ce à dire qu'il faille repousser en médecine toute
intervention des sciences physico-chimiques et psycho-
logiques ? Non. Loin de nous une telle prétention qui con-
duirait forcément à un ultra-vitalisme aussi funeste à la
vraie médecine que l'animisme exagéré et l'organicisme.
Tel n'est pas, tel n'a jamais été, tel ne peut pas être
l'esprit général de la doctrine de Montpellier. Autant il
est juste et nécessaire de dégager la médecine du joug
des autres sciences et de protester contre la domination
qu'elles ont voulu lui imposer, autant il est vrai et important de reconnaître que son domaine n'est pas entièrement isolé de celui des autres sciences. Elle entretient
avec elles d'intimes rapports ; elle leur fournit et leur
emprunte des faits instructifs; elle profite de leur utile
concours ; elle a même su trouver en elles certaines
analogies, certaines conjectures qui ont été le point de
départ de quelques judicieuses comparaisons, de quelques
explications plausibles. Il n'en est pas moins vrai, je le
répète, que l'esprit de ces sciences n'est pas l'esprit de
la médecine, que leurs principes fondamentaux ne lui
sont nullement applicables.

Vouloir nier dans l'économie humaine l'existence de
certains faits explicables, du moins en partie, par les
lois de l'optique, de l'acoustique, de l'électricité, de la
mécanique, de la chimie, etc., serait une prétention
insoutenable, une erreur révoltante. Les exagérations

(1) Union Médicale, n° du 8 Mai 1855.

des iatro-chimistes et des iatro-mécaniciens doivent-elles nous faire méconnaître les vérités fragmentaires que leurs systèmes renferment? Évidemment, non. « Malgré les reproches tant de fois répétés contre les applications de la chimie à la médecine, et qui s'adressent seulement à celles que désavoue le génie propre de l'une et de l'autre science, dirons-nous avec le Prof^r Ch.-L. Dumas, aucun médecin ou physiologiste judicieux n'a prétendu pour cela repousser entièrement les lumières que la chimie verse sur la physiologie et la médecine, ni dédaigner les nombreux avantages que leur association bien entendue à cette belle science doit leur procurer. Il n'y a qu'une seule combinaison, ajoute-t-il un peu plus loin, qui pût balancer et même détruire entièrement l'effet avantageux des sciences physiques appliquées à l'étude de l'homme : c'est un usage abusif de ces sciences, dans lequel on pousserait leur application au-delà de ce qu'elle doit être ; c'est le retour de ces théories générales où les principes de la mécanique, de l'hydraulique, de la chimie, ou les simples lois de l'impulsion, de l'attraction, de l'affinité, servent à expliquer indistinctement tous les phénomènes de l'organisation et de la vie (1). »

---

(1) Ch.-L. Dumas. Discours sur les progrès futurs de la science de l'homme, prononcé le 20 Germinal, an XII. — C'est à tort, selon moi, que M. Liebig est assez généralement compté au nombre de ceux qui veulent expliquer, par les lois physico-chimiques, tous les phénomènes de l'organisme vivant. Il me suffira, pour le prouver, de lui emprunter les passages suivants : « La lumière, la chaleur, la FORCE VITALE, la force électrique, le magnétisme, la gravitation, se manifestent comme forces de mouvement et de résistance; et, comme telles, elles modifient la tendance et la puissance de la FORCE CHI-

A côté des faits de l'ordre physico-chimique qui se produisent chez l'homme, et au-dessus d'eux , apparaissent

---

MIQUE ; elles peuvent ou l'augmenter, ou la diminuer, ou la neutraliser. » (Justus Liebig. Lettres sur la chimie, trad. par Bichon. 1845.
1er vol., p. 134-135.) Il dit, un peu plus loin, pag. 146 : « Les parties
constituantes du tissu des plantes et des animaux ont pris naissance
par la puissance de la FORCE VITALE : c'est celle-ci qui détermine la
direction de l'attraction des éléments ; elle est une force motrice capable de donner du mouvement aux atomes en repos, et d'opposer de
la résistance aux autres forces actives, à la force chimique, à la
chaleur, à la force électrique. » Nous lisons encore dans le 2e vol.,
traduit par Ch. Gerhardt , 1852 : « Dans l'état actuel de la science ,
les mots *force vitale* ne désignent pas une force spéciale d'un caractère précis, comme peut être l'électricité ou le magnétisme ; mais
c'est un nom collectif sous lequel on comprend toutes les causes d'où
dépendent les phénomènes vitaux. En ce sens donc, l'expression de
force vitale se trouve justifiée au même titre que le nom d'affinité ,
sous lequel on comprend les causes des phénomènes chimiques, mais
qui ne nous sont pas plus connues que les causes des phénomènes
vitaux. » (Note à la fin de la 28e lettre.) « Cette insuffisance de
nos connaissances sur l'essence et sur les effets des forces de la
nature, dit-il encore, à la fin de la 29e lettre, explique pourquoi il
n'est guère possible aujourd'hui , en procédant par exclusion, de
résoudre la question de savoir s'il existe dans l'économie une cause
spéciale qui détermine les phénomènes spéciaux. » Ce dernier passage
est en contradiction avec les précédents. Il résulte néanmoins de ces
citations qui résument la pensée de l'auteur, que la chimie actuelle
à laquelle il attribue cependant un rôle exagéré , est impuissante à
expliquer les phénomènes vitaux. Aveu pénible, il est vrai, sous la
plume d'un chimiste enthousiaste qui se berce de la douce illusion
de parvenir un jour à produire de toutes pièces, dans le laboratoire ,
sans le concours de la force vitale, la quinine, la morphine, l'albu-
mine et la fibrine. (1er vol., p. 23). N'est-il pas plus sage de répéter
avec Chaptal : « Le médecin observe , décrit les phénomènes, rap-
proche les variations des causes qui les produisent, et reconnaît un
moteur général dont l'action se modifie de mille manières ; ce qui

des phénomènes émanant d'une source différente, mettant en jeu les premiers, les dominant, les modifiant tour à tour, leur imprimant enfin un cachet tout particulier. Leur production implique nécessairement la VIE. Cette grande classe de phénomènes, objet principal de notre étude, se rattache à trois grandes facultés ou forces de la VIE; savoir : la PLASTICITÉ, la SENSIBILITÉ, la MOTILITÉ, qui proviennent d'une même origine, comme trois branches de la même tige, qui constituent, si l'on veut, trois forces, puissances ou facultés distinctes, mais unies, dont la FORCE VITALE est la synthèse.

L'étude de la sensibilité et de la motilité ébauchée par Bordeu, Fouquet, Bichat, a été parachevée par Barthez, qui a fait une savante et lumineuse description des nombreux attributs de ces deux forces du *principe vital*. Ce grand génie s'est peu occupé de la force plastique, lacune comblée en partie par Grimaud et Dumas, ses collègues, et par leurs successeurs, au nombre desquels je dois surtout mentionner M. le Professeur Léon Boyer, qui, mettant à profit les travaux de Hunter, des anatomo-pathologistes, des embryologistes et des micrographes contemporains, et les vivifiant par l'esprit philosophique et médical de l'École de Montpellier, a consacré une série de leçons à un exposé lucide aussi intéressant qu'instructif des actes si variés et si remarquables qui sont

---

déjouera sans cesse les résultats toujours invariables du chimiste et du mécanicien...... Ni l'une ni l'autre de ces deux sciences (la chimie et l'anatomie) n'est en droit de nous instruire sur la *vitalité* ; chacune d'elles se borne à nous fournir les moyens d'en observer les effets. » (Chaptal. Discours prononcé le 1er Brumaire, an V.)

du ressort de la *plasticité* dans l'état physiologique comme dans l'état pathologique (1).

L'homme, ce roi de la création, s'offre encore sous un autre aspect qui attire et fixe les regards et la méditation du philosophe : je veux parler du côté intellectuel et moral. A l'inverse du médecin, le psychologiste et le moraliste n'ont pas à s'enquérir du mode de production et de développement des organes, de leur configuration, de leurs rapports, de leur solidarité, des actes sympathiques et synergiques qui les caractérisent, du jeu des solides et des liquides, des phénomènes digestifs, nutritifs, sécrétoires, des états pathologiques, etc., etc.; tel n'est pas leur rôle. Ce qui les occupe, c'est l'homme considéré en tant qu'être pensant, affectif, libre, actif, volontaire, responsable, nouvelle série de phénomènes

---

(1) Ch.-L. Dumas admettait une quatrième force dite de *résistance vitale*. C'est elle qui fait que le corps vivant ne répond pas toujours à l'action des agents extérieurs ; elle le maintient dans sa crase normale en s'opposant à l'action des affinités chimiques qui désagrégent le corps privé de vie ; elle conserve la chaleur propre à l'être vivant, etc. « Aucun physiologiste n'en a parlé jusqu'à présent, dit-il ; et cela doit nous surprendre d'autant plus, qu'elle est pour le moins aussi évidente, aussi concevable, aussi nécessaire à la classification des faits que toutes les forces ou facultés généralement admises peuvent l'être. » Ch.-L. Dumas, *Principes de physiologie*, 1800, tom. I, p. 348. Tout en reconnaissant que Dumas a rangé sous ce chef une catégorie importante de phénomènes vitaux sur lesquels il a jeté une vive lumière, nous pensons que l'admission de cette quatrième force n'est pas nécessaire, car les faits qu'elle embrasse rentrent dans le domaine des trois forces précédentes. Nous nous conformons ainsi à l'importante règle posée par Newton dans l'art de philosopher : *Causas rerum naturalium non plures admitti debere quamquæ et veræ sint et earum phœnomenis explicandis sufficiant.*

distincte des deux précédentes, et dont l'Ame est la cause efficiente.

Ainsi, l'analyse découvre dans l'homme trois grandes catégories de faits. Aucune d'elles ne doit être étrangère au médecin vraiment digne de ce nom; mais l'étude des actes vitaux est pour lui la principale, autre grand principe professé par l'École de Montpellier. Les phénomènes de l'ordre psychique et ceux de l'ordre vital, malgré leurs différences, sont susceptibles de s'influencer réciproquement dans certaines limites, influences réciproques qu'il appartient surtout au médecin de bien établir. La notion des faits physiques et chimiques qui s'accomplissent dans l'organisme ne lui est pas moins nécessaire.

En définitive, l'être humain nous apparaît comme le théâtre et l'instrument de trois groupes principaux de phénomènes : physico-chimiques, vitaux et psychiques. Ces trois groupes de phénomènes sont trop dissemblables pour pouvoir être rapportés à une seule et même cause productrice; nous les considérons comme les attributs de trois forces principales distinctes, mais unies et admirablement coordonnées. Il est sans doute permis de les envisager séparément à l'aide d'une abstraction très-légitime; mais il importe aussi de les voir synthétiquement, c'està-dire dans leur ensemble et dans leur coopération.

Ce mode de conception de la constitution de l'homme a une grande influence sur la pathologie, et notamment sur la médecine pratique de Montpellier. Il était donc essentiel de le signaler ici à grands traits.

La méthode philosophique pratiquée, enseignée et préconisée à Montpellier, est celle d'Hippocrate. Elle est connue sous les noms d'EMPIRISME RAISONNÉ ou de PHILOSOPHIE NATURELLE INDUCTIVE.

« Hippocrate, dit M. Lordat, ne voulut imiter ni les
empiriques, ni les dogmatiques philosophes. Il prit d'eux
une méthode mixte composée de leurs avantages et
exempte de leurs inconvénients. Il imita les premiers
dans l'étude exacte des phénomènes médicaux, dans celle
des circonstances qui contribuent à leur formation, dans
celle de toutes les choses qui peuvent changer le cours
de ces phénomènes. Il ne se contenta pas de cela : à
l'imitation des dogmatiques, il voulut raisonner; mais au
lieu d'aller chercher les causes des effets dans des principes étrangers à la catégorie, il se borna à déduire des
faits semblables les conclusions les plus rigoureuses.
Plusieurs conclusions de ce genre ont pu être comparées
entre elles et en fournir d'autres aussi exactes et d'un
ordre supérieur; de sorte que ces propositions enchaînées
ont constitué des sorites. Cette manière de procéder à la
formation de la médecine est appelée *empirisme raisonné*.
C'est la seule que puisse admettre la science de l'homme,
comme l'a dit Leibnitz, et comme l'ont senti les grands
médecins de toutes les époques (1). »

Cette appréciation est des plus vraies. Hippocrate a
tracé le premier, d'une main ferme, la voie difficile de
l'observation rigoureuse et de la saine philosophie médicale. Il ne s'est pas borné à en établir les règles; il les
a appliquées, avec toute la supériorité de son génie,
aux principaux points de la médecine dont il a fait une
vaste et belle science. C'est à lui et non à Bacon que revient le glorieux titre de *père de la philosophie naturelle,
inductive*. Écoutons encore, à ce sujet, M. Lordat :

_____

(1) Lordat. De la Perpétuité de la médecine, p. 143-144.

« Hippocrate se conduisit, comme l'a conseillé Bacon plus de vingt siècles après, en posant les fondements de la philosophie naturelle. Ses procédés scientifiques furent à peu près ceux qui sont prescrits dans le *Novum organum* : exclusion des propositions supposées ; examen direct des faits ; inductions immédiates ; comparaison de ces inductions pour en tirer d'autres d'un ordre plus élevé, toujours également rigoureuses. Aussi M. Caizergues et moi nous nous souvenons de ce que disait M. Fouquet, notre maître commun. Lorsque nous exaltions la méthode de Bacon appliquée à la science de l'homme (car, à cette époque, les élèves lisaient le *Novum organum*, et les maîtres leur en donnaient l'exemple), il prétendait que nous étions injustes si Hippocrate n'avait pas sa part dans cet éloge; car, disait-il, l'un avait fait ce que l'autre disait qu'il fallait faire (1). »

L'École de Montpellier a contribué pour une large part à montrer l'indispensable nécessité de cette précieuse méthode dont elle fait, avec raison, remonter l'origine jusqu'à Hippocrate et aux deux grands philosophes de l'antiquité, Platon et Aristote (2). Bordeu, Barthez, Dumas, Bérard et leurs successeurs l'ont exposée, étendue et rectifiée même en quelques points (3).

---

(1) Lordat. Ouv. cité, p. 144-145.

(2) C'est ce que je me suis efforcé de montrer dans mon *Étude médicale sur Platon et Aristote*. Montp., 1854.

(3) Il serait trop long de mentionner ici tous les travaux que Montpellier a produits en fait de méthodologie médicale. Je citerai seulement, comme un vrai chef-d'œuvre, le discours préliminaire des *Nouveaux éléments de la science de l'homme* sur les *principes fondamentaux de la méthode de philosopher dans les sciences naturelles*.

En quoi consiste l'*empirisme raisonné* ? Quelques développements me paraissent nécessaires pour caractériser d'une manière convenable l'esprit de cette méthode, sa solidité, son étendue et les procédés qu'elle renferme.

L'*empirisme raisonné* a le double avantage d'être à la fois une méthode large et compréhensive, sûre et lumineuse. Guidé par elle, l'esprit humain mettant à contribution, pour une égale part et avec la même sollicitude, les données de l'*observation* et celles du *raisonnement*, est parvenu à la notion des principes constitutifs de la science médicale et à leur démonstration. Dans cette précieuse méthode, l'*observation* vient au secours du *raisonnement*, et le *raisonnement* au secours de l'*observation*. Ces deux opérations, dirigées suivant les règles d'une saine logique, se prêtent un mutuel appui ; elles se corroborent et se fortifient par leur intime union.

M. Lordat, convaincu qu'une notion insuffisante de ces *principes fondamentaux* formulés par Barthez, ou leur application vicieuse, est la principale cause de la multiplicité et de la divergence des théories médicales, a même vivement sollicité, à plusieurs reprises, l'institution d'une chaire de *philosophie naturelle inductive*. Pour combler, du moins en partie, cette lacune, le Prof^r d'Amador fit, dans une série de leçons, un brillant exposé des règles de la *logique médicale*. M. Golfin a publié, dans le même but, une intéressante brochure sur la *méthode de vérification scientifique appliquée à la médecine*. M. le Prof^r Ribes a consacré les deux premières leçons du cours de cette année à une savante étude *des procédés à l'aide desquels l'esprit humain parvient à l'acquisition de la vérité médicale*. M. Boyer s'occupe aussi, depuis plusieurs années, de cet important sujet. Je signalerai enfin la thèse de concours de M. Jaumes, qui contient une remarquable appréciation des méthodes de Bacon et de Descartes appliquées à la médecine.

Comment acquérir, en effet, la connaissance d'une proposition médicale quelconque, si ce n'est par une combinaison judicieuse du *fait* et de l'*idée*. Le *fait* est nécessaire, indispensable même; mais c'est l'esprit qui l'élabore, l'interprète, lui donne une signification et en extrait une *idée*. Le fait est à l'idée ce que le bloc de marbre est à la statue. Il ne suffit pas de l'observer sous tous ses aspects, avec attention, avec persévérance; il faut encore le comparer avec d'autres faits du même ordre, établir les analogies et les différences qui existent entre eux, déterminer les circonstances qui amènent leur production, les conséquences de celle-ci, tirer en un mot une ou plusieurs conclusions, à l'occasion et en vertu de ces faits. On arrive ainsi à l'établissement d'un fait-principe, d'une loi, d'une formule générale qui les contient, les résume et les exprime. C'est donc l'esprit qui vivifie le fait. Cette intime et féconde union engendre un produit viable, d'autant plus précieux que l'association de l'*expérience* et du *raisonnement* a été plus complète. Le *raisonnement* interprète l'*observation*, sans cesser de s'appuyer sur elle. Il l'inspire, il l'interroge, il l'éclaire, tout en la prenant constamment pour guide; c'est d'elle qu'il fait jaillir la vérité. Tel est le caractère de l'*empirisme raisonné*, source de la vraie médecine. Il consiste, je le répète, à tirer de l'observation rigoureuse, approfondie de l'ensemble des faits, toutes les conséquences logiques qui en découlent, et rien que ces conséquences.

Comparons maintenant l'*empirisme* au *dogmatisme* ou *rationalisme*. Il importe de le reconnaître tout d'abord, ce n'est que par une interprétation forcée et inadmissible qu'on a pu dire : l'*empirisme* nie le *raisonnement*, et le *dogmatisme* l'observation. L'*observation* et le *raisonnement*

sont unis par un lien presque indissoluble : celui qui
observe a un motif et un but; donc il raisonne. Le grossier *empirisme*, dans le sens le plus absolu du mot, se
bornant à la simple constatation d'un fait, sans l'interpréter et sans appliquer cette interprétation, sans l'uti-
liser de manière ou d'autre, ne peut, en aucune façon,
mériter le nom de méthode scientifique. L'*empirisme*, en
tant que méthode médicale, possible, discutable, n'est
autre chose qu'une prédominance exagérée des données de
l'*observation* sur celles du *raisonnement*. Le *dogmatisme* est
l'inverse. Entre lui et l'*empirisme* il y a donc une différence
en plus et en moins, plutôt qu'une négation réciproque.

L'*empirique* cherche des faits ; il les constate, il les
enregistre avec soin, avec bonne foi ; telle est pour lui la
principale tâche. *Ars tota in observationibus*, voilà sa
devise. Plein de défiance pour les lumières de l'intelligence, il redoute par-dessus tout les vices et les abus
du raisonnement. Il n'ose pas en proscrire l'usage, mais
il le restreint dans un cercle beaucoup trop étroit; il
néglige l'exercice des plus hautes facultés de l'entendement. Toute difficulté est pour lui un écueil contre lequel
il évite de se heurter. La crainte d'errer dans la recherche de la vérité l'empêche de la poursuivre assez
loin. Il s'enquiert trop peu du *pourquoi* et du *comment.*
Il s'attache d'une manière trop exclusive aux données
des sens et à la notion des conséquences premières les
plus simples, les plus immédiates, les plus directes qui
paraissent en résulter. Labeur utile sans doute, mais insuffisant. Encore même le peu de portée de sa logique lui
fait-elle prendre trop souvent l'apparence pour la réalité,
l'analogue pour l'identique, la causalité pour la coïnci-
dence ! Porte-t-il un diagnostic, administre-t-il un re-

mède, il agit sans raisonner suffisamment ses actes. Il
est plus apte à ramasser des faits qu'à apprécier leur
raison d'être et à en déduire de bons principes de conduite ; il est manœuvre plutôt qu'architecte. L'*empirisme*
est donc une méthode bornée, incomplète, terre à terre,
sans élévation, sans puissance véritable. Il rend néanmoins de vrais services, grâce aux précieux matériaux
qu'il apporte à l'édifice scientifique.

« Que dire à l'école anatomique moderne dont la devise
était : *medicina tota in observationibus* ; qui criait à tue
tête : des faits et rien que des faits ! Vous lui direz que
les faits ne sont bons que parce qu'ils servent à prouver
quelque chose. Il n'y a pas long-temps, ajoute M. le
Prof_r Ribes, qu'à Paris il n'était point permis à l'observateur qui racontait l'histoire d'une maladie, de l'en-
tourer des moindres réflexions. On se défiait tellement de
la manière de voir de l'historien, qu'on ne voulait de lui
qu'un simple procès-verbal. Comme si, dans une science
pratique telle que la médecine, il était possible de voir
des faits, sans leur donner un sens ; comme si connaître
n'est pas *combiner soi et les faits* ; comme si, pour avoir
une idée, nous pouvons faire autrement que nous unir
activement, en tant qu'êtres pensants, avec ce qui n'est
pas nous (1) ! » Cette réponse est accablante pour l'*empirisme* de l'école anatomique.

Le *dogmatisme* est une réaction contre l'*empirisme* ; il
tombe dans l'excès opposé. Il discute beaucoup trop et
observe trop peu. La prétention de tout expliquer le
domine et l'aveugle. La notion des causes, quelque mys-

---

(1) Ribes. Doctrine méd. de la vie universelle, t. I, p. 15-16.

térieuse qu'elle puisse être, est l'objet permanent de ses recherches. Vous le voyez disserter sans relâche sur la nature intime de l'âme, du principe de vie, sur l'essence de la maladie, sur les causes finales, sur les rapports les plus subtils, sur les influences les plus cachées, sur les minuties les plus futiles. Il soulève sans nécessité, sans utilité, une foule de problèmes insaisissables; visant trop loin et trop haut, il manque souvent le but. La vraie explication lui échappe-t-elle, il se consume en hypothèses ; il substitue celles-ci à la réalité; il se perd dans une série d'interminables sophismes. Il en résulte qu'il aboutit à l'erreur par une double voie : tantôt en raisonnant bien sur des données fausses, car son tort principal est de procéder *à priori* et de négliger beaucoup trop la certitude du point de départ; tantôt, en tirant des conséquences trop éloignées d'un principe vrai dans certaines limites. Il oublie que la chaîne de nos raisonnements devient de moins en moins solide à mesure qu'elle se déroule et se tend davantage.

L'*empirisme* pèche par excès de timidité et par défaut de confiance en la raison. Le *dogmatisme* est trop prétentieux et trop affirmatif; il méconnaît les limites naturelles de l'intelligence, et, en étalant, avec un luxe stérile, l'étendue et la puissance exagérée de ses démonstrations, il met à nu leur faiblesse.

Bacon a ingénieusement comparé les *dogmatiques* aux araignées qui font des toiles sans force, au moyen de la substance qu'elles tirent d'elles-mêmes; les *empiriques*, aux fourmis qui amassent des matériaux et les emploient tels qu'elles les trouvent. L'abeille fait mieux, car elle recueille de la substance sur les fleurs, substance qu'elle élabore avec un art tout particulier. N'est-elle pas l'image de l'*empirisme raisonné ?*

La méthode dans laquelle l'art d'observer et l'art de raisonner sont associés, confondus et unis par un mariage indissoluble, n'a ni les inconvénients de l'*empirisme* ni ceux du *dogmatisme*; elle réunit tous leurs avantages. Ses deux qualités principales sont la mesure et la solidité; elle est le vrai instrument du progrès positif et durable. Telle est la méthode qui inspire, alimente et vivifie la clinique de Montpellier. Elle ne dit pas comme l'*empirisme* corrigé et amendé : *ars medica tota* IN *observationibus;* NON *numerandæ* SED *perpendendæ observationes.* Elle préfère adopter la formule suivante : *ars medica tota* EX *observationibus*; *numerandæ* ET *perpendendæ sunt observationes.*

Tout en prenant Hippocrate pour guide, notre École n'abdique pas son indépendance : elle n'hésite pas à proclamer que toutes les propositions renfermées dans la collection hippocratique sont loin de porter le cachet de l'*empirisme raisonné* (1). Elle admire Galien, tout en déplorant son *dogmatisme* abusif. Elle glorifie Bacon; mais elle regrette amèrement les arrêts injustes, injurieux même lancés par lui contre Hippocrate, Aristote et Galien. Elle reconnaît encore que la méthode du baron de Vérulam, trop vantée pendant le XVIIIᵐᵉ siecle, offre

---

(1) Voir notamment : 1º un beau passage de la *Perpétuité de la Médecine* (pag. 145-148), dans lequel l'auteur établit et explique, avec une grande sagacité, ce point essentiel; 2º la traduction des *Préceptes* et de la *Bienséance*, broch. in-8, publiée par M. Boyer et moi, en 1855.

aussi des lacunes et des *desiderata*, heureusement com-
blées ou atténuées par le génie de Descartes (1).

---

(1) Voir la thèse déjà citée de **M**. Jaumes, ayant pour titre : *De
l'influence des Doctrines philosophiques de Descartes et de Bacon,
sur les progrès de la médecine*. Montp., 1850. — Ces lignes étaient
écrites lorsque j'ai pris connaissance d'une récente publication de
M. Pidoux, intitulée : *De la nécessité du spiritualisme pour régénérer
les sciences médicales.— Descartes et Bacon.—* Paris, 1857. Cet écrit,
d'un style élégant et ferme, quoique parfois un peu nébuleux et trop
métaphorique, contient, à côté d'un certain nombre d'idées vraies
exposées avec art, une foule d'assertions sans preuves, entachées
d'erreur ou d'exagération. Il exalte outre mesure la méthode de
Descartes aux dépens de celle de Bacon ; il pèche, en outre, par un
esprit de flagrante injustice envers l'École de Montpellier.

A entendre M. Pidoux, on étudie à Montpellier la vie, indépendamment de l'organisme (pag. 91). Où donc a-t-il puisé les motifs
d'une aussi étrange allégation? Je l'ignore. Il aurait dû nous le dire.
Il clôt sa brochure par une tirade contre Barthez et Bérard, qui porte
complètement à faux. D'après lui, Barthez a eu tort de professer un
scepticisme invincible sur la nature du principe vital (pag. 90).
« Et pourtant, ajoute M. Pidoux, il admet ce principe ; et , sans en
connaître la nature, il assure qu'il existe..... Alors qu'en fait-il?
un mot. Pag. 90. » Mais n'est-il donc pas permis d'admettre l'existence d'une cause, quoiqu'on ignore sa nature intime? M. Pidoux
connaît-il la nature intime de l'âme? Les physiciens ignorent la
nature de la gravitation, de l'électricité, de la lumière, etc., ce qui
ne les a pas empêchés d'en établir les lois. En quoi consiste la cause
prochaine de la végétation? Je ne puis le dire. S'ensuit-il que je doive
la nier? On voit où conduit le raisonnement de M. Pidoux. L'accusation suivante est aussi peu fondée, mais elle est plus surprenante
encore : « Barthez ne veut jamais remonter au-delà des causes qu'il
appelle expérimentales, c'est-à-dire sensibles. Des causes expérimentales, une cause qui tombe sous les sens, quel langage ! Mais une
cause ne tombe jamais sous les sens (pag. 91). » En prêtant à Barthez
une telle billevesée, le triomphe est facile. M. Pidoux n'avait qu'à

Une méthode qui offre tant d'ampleur et de solidité opère par des procédés nombreux et plus ou moins complexes. Aussi les règles qu'elle comprend ne sont-elles pas toujours d'une application facile. Il est plus aisé de donner le précepte que de le suivre. *L'art est long, la vie est courte, l'expérience est trompeuse, le raisonnement est difficile,* dit le grand législateur de la médecine (1er *Aphor.*). Et ailleurs : « C'est un travail que d'acquérir assez de précision dans le jugement pour ne se tromper que de peu en deçà ou en delà; et je suis plein d'admiration pour le médecin qui ne commet que de légères erreurs (1). »

Je n'ai pas la prétention de faire ici un cours de lo-

---

relire la préface des *Nouveaux éléments*, pour ne pas commettre cette bévue. Barthez n'a jamais dit que les *causes expérimentales tombent sous les sens.* Il appelle cause *ce qui fait que tel phénomène vient toujours à la suite de tel autre.* Il dit *causes expérimentales,* pour montrer que *ces causes ne nous sont connues que par leurs lois,* lois dont l'*esprit* acquiert la notion à l'aide de l'*expérience raisonnée.*

Fréd. Bérard est aussi dédaigneusement traité par M. Pidoux. « Très-inférieur à Barthez, il a été plus tristement baconisé (*sic*) (page 91). » Or, Bacon est un scolastique atteint de méthodomanie (pag. 37). Sa méthode est l'anti-science, comme lui est l'anti-philosophe (pag. 41). Il suffit de citer textuellement. Bacon et Bérard n'ont rien à perdre à d'aussi étranges appréciations. Je ne dirai rien non plus *des abstractions, du nominalisme prétentieux, du sensualisme* que M. Pidoux prête à Bérard. Il termine par le trait suivant : « Bérard personnifie la chute d'une école illustre, issue d'Aristote par les Arabes (page 92). » M. Pidoux sait bien le contraire. Ceci n'est qu'une boutade dont l'excentricité et l'inconvenance ne se discutent pas.

(1) Hippocrate. De l'Ancienne médecine, trad. de Littré, t. I, p. 590-91.

gique médicale; je ne puis néanmoins passer complètement sous silence un sujet aussi essentiel et beaucoup trop négligé (1).

Les procédés de l'*empirisme raisonné* rentrent en partie les uns dans les autres, en se prêtant un mutuel concours. On peut cependant les isoler pour mieux les connaître, et les ranger sous les chefs suivants : 1o l'*observation pure*; 2o l'*hypothèse*; 3o l'*analyse* et la *synthèse*; 4o l'*induction* et la *déduction*.

L'*observation pure* comprend surtout l'application des sens à l'étude des faits. Tel ou tel phénomène sensible se produit. La première chose à faire, c'est de le constater et de le voir tel qu'il est en réalité. L'éducation des sens doit donc être aussi complète que possible. Il est du devoir du Professeur de clinique d'habituer les élèves à *voir*, à *toucher*, à *entendre*, etc. Il doit les exercer au maniement de la loupe, du microscope, de l'ophthalmoscope, du spéculum, etc., qui augmentent l'étendue et la puissance du sens de la vue. L'auscultation, la percussion, la palpation, la mensuration sont des opérations non moins utiles qu'il importe de bien pratiquer. Tout cela est indispensable, mais ce n'est pas suffisant. Il faut encore mettre chaque chose à sa place,

---

(1) Voir sur la *Méthode*, indépendamment des travaux que j'ai indiqués plus haut : Aristote, *Organon*; Bacon, *Novum Organum*; Descartes, *Discours sur la Méthode*; Zimmermann, *Traité de l'expérience en général et en particulier dans l'art de guérir*, livre éminemment philosophique et pratique dans lequel l'auteur a semé à profusion des observations d'une exactitude et d'une finesse exquises dont il a su tirer une masse de préceptes profondément judicieux et d'une haute portée médicale.

il faut apprécier ét interpréter sainement chacune des données de l'observation. On n'atteindra jamais ce but, si on veut accommoder les faits à la théorie , si l'esprit est dominé par une prévention. « Le désir de voir une chose fait que souvent on la voit partout, dit Zimmermann (ouv. cité, t. I, p. 127). Un stahlien, ajoute-t-il (p. 129), ne voit que son âme et ses hémorrhoïdes , comme un amant ne voit que sa maîtresse. » Ai-je besoin de rappeler que Broussais trouvait l'*irritation* presque partout, contrairement à Brown qui ne trouvait que l'*atonie* ?

Les difficultés de la science médicale tiennent à trois principales causes : 1º à la nature des faits dont elle se compose, ces faits ayant pour caractère l'instabilité, la mobilité , la contingence ; 2º à une mauvaise méthode ; 3º à une bonne méthode mal appliquée.

Exerçons-nous donc constamment à pratiquer la bonne méthode, l'*empirisme raisonné*.

Mais n'exagérons rien. On peut bien connaître la bonne méthode et l'appliquer mal. Le meilleur poëte n'est pas celui qui connaît le mieux les règles de la prosodie. En médecine, pas plus qu'en peinture et en poésie, n'est pas artiste qui veut. L'esprit humain n'est pas un mécanisme que l'on puisse monter et diriger à volonté. Il a sa spontanéité propre. « L'attention est très-pénible, quand on n'a pas à un haut degré ce tact délicat, cette finesse du coup d'œil , laquelle abrége considérablement les opérations de l'entendement ; mais, comme nous l'avons dit , l'habitude vient au secours, et ce tact se perfectionne et devient même quelquefois plus direct (1). »

---

(1) Zimmermann. Ouv. cité , t. I, p. 117.

« Il est incontestable, observe justement M. Ribes , que la découverte d'une conception exige et des faits et l'influence de notre activité propre comme être intelligent ; que certains hommes sont doués par nature d'une puissance active, capable de leur inspirer des conceptions plus ou moins générales, à l'aide de peu de faits ; tandis que d'autres apportent des dispositions inverses (1). »

L'*hypothèse* doit être exclue de l'ensemble des propositions fondamentales qui constituent la médecine : ce fait est incontestable ; mais elle n'en est pas moins un instrument utile, précieux, indispensable même parfois dans la recherche et la découverte de la vérité. Un *à priori* a souvent fourni au médecin judicieux l'occasion et le moyen de confirmer *à posteriori* la démonstration de certains faits qui serait peut-être encore à trouver si une heureuse intervention de l'hypothèse n'en avait donné une sorte de pressentiment plus ou moins motivé.

L'important est de prendre l'hypothèse pour ce qu'elle vaut, et de ne point la substituer à la réalité. L'observation attentive et sévère est son contrôle naturel. Les faits l'infirment-elle, il faut la délaisser, la répudier, ou plutôt l'étendre, la restreindre, la modifier suivant le cas, la rectifier, en un mot, conformément au langage de la saine observation. Le principal écueil à éviter dans son emploi consiste à ne pas convertir des vœux et des espérances intéressées en vérités acquises, des opinions préconçues en propositions irrécusables. N'est-elle pas le point de départ de la méthode thérapeutique *à juvan-*

_____

(1) Ribes. Doctr. méd. de la vie univ., t. I, p. 101.

tibus et lœdentibus; méthode aussi ancienne que précieuse
dans le traitement de divers états morbides mal dessinés
et d'un diagnostic embarrassant? Je ne crains pas de le
dire, l'hypothèse est le flambeau qui éclaire et dirige en
grande partie l'expérimentation; c'est la boussole qui
sert provisoirement de guide à l'explorateur avide de
science. Sans elle, il marcherait à tâtons et sans lumière
dans la recherche des faits. Grâce à elle, n'a-t-on pas,
dans les sciences naturelles, étendu avec profit des lois
démontrées pour une catégorie de phénomènes à une autre
catégorie de phénomènes analogues? Ce sont les abus de
l'hypothèse qui seuls ont pu en faire proscrire l'emploi
par le mal qu'ils ont fait; mais un rejet aussi absolu est
un pis-aller; il n'a pu être inspiré que par une injuste et
violente réaction. Du reste, vouloir interdire l'hypothèse,
à tout prix, est chose à peu près impossible. L'esprit
humain ne se dépouille pas aussi aisément que certains
le voudraient de la spontanéité qui le distingue. Ceux
qui crient le plus contre l'hypothèse ne sont pas les
derniers à en faire usage. Ils l'emploient journellement,
sans s'en apercevoir. Bacon lui-même, ce grand ennemi
de l'hypothèse, a souvent recours à elle. Il n'a même pas
toujours été heureux dans les applications qu'il en a
faites. N'a-t-il pas considéré, par exemple, l'*âme sensible*
(âme des bêtes, force vitale) comme une substance
matérielle, rendue invisible par la chaleur, formée d'un
mélange d'air, de feu, d'huile, d'eau, etc.? Qu'est-ce autre
chose qu'une grossière hypothèse (1)?

---

(1) Bacon. *De dignitate et augmentis scientiarum.* Ed. de Bouillet,
t. I, p. 234.

L'*analyse* et la *synthèse* appliquées aux diverses branches de la pathologie ont été, entre les mains des médecins de Montpellier, la source d'une foule de précieuses acquisitions. La doctrine des *éléments morbides*, fille d'une savante analyse, est une des gloires de cette École. Un état morbide est-il simple, c'est-à-dire indécomposable par l'analyse clinique et n'offrant qu'un seul ordre d'indications curatives, il constitue un *élément pathologique*, *maladie simple*, ou *affection morbide élémentaire*. De ce nombre sont la *douleur*, le *spasme*, l'*adynamie*, l'*ataxie*, la *fluxion*, la *fièvre*, etc. Ailleurs, l'état morbide est *composé* quoique unitaire : l'analyse appliquée à son étude le montre comme formé par une fusion, par une combinaison intime de deux, de trois et même d'un plus grand nombre d'*éléments*. Tels sont le rhumatisme, la dysenterie, la chlorose qui constituent autant d'espèces morbides distinctes mais *composées*. Dans d'autres cas, on a affaire à des états morbides *compliqués*, c'est-à-dire constitués par des *éléments* hétérogènes, coexistant et s'influençant réciproquement, d'une manière fâcheuse. Telle est, par exemple, une fièvre inflammatoire associée à un état catarrhal ou à un état bilieux et à un élément périodique d'origine paludéenne. En médecine pratique, la notion des divers éléments soit constitutifs, soit compliquants de tel ou tel état morbide est éminemment importante; elle est impossible sans une bonne application de l'analyse clinique. Elle seule apprend à démêler leurs intrications parfois si complexes, à constater leur degré d'intensité, de dépendance et de prédominance relatives, à les combattre enfin, soit simultanément, soit tour à tour, suivant les cas.

Les travaux de Barthez, de Dumas, de Bérard, d'Estor, de MM. Lordat, Golfin, Alquié, Quissac, Lassalvy, etc.,

montrent tous les avantages qu'on peut retirer de l'analyse appliquée au diagnostic et à la thérapeutique. Je ne
me dissimule pas que les uns ont poussé l'analyse un
peu plus loin que les autres et dans des sens un peu
différents. De là une certaine divergence dans les points
de départ et dans les résultats : fait regrettable sans
doute, mais dont il ne faut pas s'exagérer la portée. Du
choc d'une nouvelle discussion sur ce point jaillira, je
l'espère, une vive lumière. Toujours est-il, je le répète,
que quelques légères dissidences ne détruisent en rien les
services rendus par l'analyse et ceux qu'elle promet à
l'avenir (1).

Une bonne analyse est la décomposition et non la
destruction d'un objet. Elle doit porter, comme dit Platon,
sur les jointures mêmes de l'objet. Elle a ses limites
naturelles qu'il convient de respecter. En pathologie,
poussée trop loin, elle morcelle et pulvérise sans nécessité, sans profit pour la pratique.

Je l'ai déjà dit, l'étude de l'homme doit être faite au
double point de vue de l'analyse et de la synthèse. J'en
dirai autant de l'étude de la maladie. La *synthèse* n'est
autre chose que la reconstruction des éléments trouvés
par l'analyse, de manière à reproduire un tout qui possède la même réalité. Ces deux opérations mentales se
commandent l'une l'autre : en médecine comme en chimie,

(1) Dans ses *Études thérapeutiques sur la pharmacodynamie* et
surtout dans ses leçons, M. Golfin a savamment exposé les dissidences
qui règnent sur ce point entre Barthez, Dumas d'un côté, Bérard et
Rouzet de l'autre ; il a concilié autant qu'il a pu, il a pris enfin un
moyen terme, doublement inspiré en cela par les règles d'une saine
philosophie et par les besoins de la pratique.

une bonne analyse conduit à une bonne synthèse et réciproquement. En thérapeutique, on procède tantôt synthétiquement, tantôt analytiquement. Il est certaines maladies que nous combattons en bloc, que nous détruisons dans leur ensemble à l'aide de remèdes spécifiques, par exemple, sans avoir besoin de les décomposer et de les attaquer par fragments au moyen de l'analyse.

La synthèse offre ses difficultés, de même que l'analyse. Sous le prétexte de tout unir, on a trop souvent tout confondu. Celui qui excelle dans les vues d'ensemble n'accorde pas toujours une importance suffisante aux détails. En voulant résoudre d'emblée un problème sans décomposer les principales difficultés qu'il renferme, on risque de manquer le but et d'agir en pure perte. Le vrai médecin divise et réunit tour à tour ; il tient également compte de l'observation des faits vus isolément et dans leur totalité. Il soumet, autant qu'il est possible, la synthèse au critérium de l'analyse et l'analyse au critérium de la synthèse.

Encore un mot sur deux autres opérations de l'entendement : l'*induction* et la *déduction*. L'induction est un procédé scientifique plus complexe, plus difficile à manier que les précédents. C'est le levier qui a donné tant de force aux sciences physico-chimique et biologique. Elle comprend et résume en grande partie les opérations mentales ci-dessus énoncées. Elle offre des modes variés ; le plus commun consiste à s'élever du particulier au général, tandis que, par la forme de raisonnement appelée *déduction*, on descend habituellement du général au particulier. L'induction conclut, en outre, des qualités appa-

rentes aux qualités cachées, des effets au but final, de
ce qui a été à ce qui doit être, se basant alors sur la
permanence des faits.

Le procédé ordinaire à l'aide duquel l'École Hippocratique est parvenue à formuler la plupart des propositions médicales est le suivant: après avoir attentivement
observé les faits, elle les a comparés et classés d'après
leurs analogies et leurs ressemblances; elle en a extrait
une ou plusieurs notions vraies; on est ainsi parvenu
à établir des formules ou lois , expression abrégée
du mode de production des faits. Elle a commencé par
acquérir la notion des plus simples et des plus spéciales
de ces lois; puis elle s'est progressivement élevée à
des principes de plus en plus généraux qui embrassent,
cordonnent et résument les premières lois, en soumettant
toujours celles-ci au critérium des faits qui ont servi à
les produire.

En voilà bien assez pour montrer jusqu'à l'évidence
que les *observations* ne constituent pas à elles seules la
médecine. Celle-ci n'est née qu'avec la généralisation des
faits particuliers. Or, la *clinique* comprend à la fois la
science et l'*art* médical, la recherche, l'application et la
démonstration de la vérité. La *science* est un ensemble
de vérités coordonnées par le raisonnement. L'*art* n'est
que l'application de la science, ou bien une science en
deuxième ligne, une conclusion plus ou moins explicite
de la première. Sans doute l'art a souvent précédé la
science; mais ensuite celle-ci est venue le guider. La
science a été surtout formée par voie inductive; la *pratique* ou l'*art* qui en est l'application procède surtout
par voie déductive. Si je tiens à signaler ce point avec

une certaine insistance, c'est pour montrer qu'il ne faut pas prendre au pied de lettre la synonymie qu'on établit trop souvent entre les mots *empirisme raisonné* et *philosophie inductive*, en tant que méthode médicale. L'*empirisme raisonné* est plus large et plus compréhensif; loin d'exclure la forme de raisonnement dite *déductive* ou *syllogistique*, il en fait un fructueux usage. A quoi servirait d'établir des principes, si ces principes, une fois bien établis, n'étaient pas appliqués, et comment les appliquer si ce n'est par voie déductive?

Toute généralisation, pour être sage, légitime et conforme aux principes de l'Empirisme raisonné, doit s'appuyer sur des faits nombreux, bien observés, et ne pas aller plus loin que ne le comporte la nature de ces faits. Plusieurs systèmes, prenant l'exception pour la règle, ont pu se produire et même régner en médecine, grâce au concours fortuit d'un petit nombre de cas analogues. Ils se sont emparés d'un fait, ils l'ont mis en relief, au détriment d'autres faits, tombant ainsi dans l'exagération et dans l'erreur par un vice de logique.

L'art de bien observer et l'art de bien raisonner ne peuvent donc se séparer en médecine. Tout vrai médecin doit être à la fois observateur fidèle et logicien habile. Profondément imbu des principes de la méthode Hippocratique, il subit l'empirisme quand il ne peut faire autrement, mais il ne l'érige jamais en principe. Il va droit aux faits culminants, sans perdre un temps précieux dans la contemplation d'inutiles détails; il ne confond pas les effets et les causes, les phénomènes accessoires et les phénomènes principaux, les faits analogues et les faits identiques, la certitude et la probabilité. Convaincu de l'importance de l'érudition médicale, il tient compte des données acquises, il met à profit les labeurs de nos devanciers; il rattache l'expérience personnelle à l'expérience d'autrui. Combien de médecins, ignorant le passé de la science, n'ont-ils pas repris ce qui a été fait, et cru trouver ce qui était connu bien avant eux !

Telle est la méthode médicale en honneur à Montpellier. Je n'ai pas la prétention de l'avoir exposée à fond et d'en avoir fait ressortir toute la puissance et la vitalité ; il m'a suffi d'en présenter le squelette.

En résumé, je me suis surtout attaché, dans cette seconde partie, à développer les trois propositions suivantes :

1o A Montpellier, la médecine est considérée, à bon droit, comme une science distincte de toutes les autres, quoique entretenant des rapports avec elles et mettant à profit leur utile concours.

2o L'homme présente trois séries de faits coordonnés : physico-chimiques, vitaux et psychiques.

3o L'empirisme raisonné caractérise surtout la méthode de Montpellier.

Il me reste maintenant à aborder les trois questions suivantes :

1o Quelles sont, au point de vue de la clinique de Montpellier, les bases de la détermination des maladies ?

2o Quelles sont les bases de leur traitement?

3o Quel est, quel doit être le caractère de l'enseignement clinique de Montpellier?

Déterminer une maladie, c'est la reconnaître là où elle existe ; c'est lui assigner ses caractères distinctifs, constater sa nature, sa forme, son intensité, son siége, sa tendance, ses complications, etc.

Facile dans certains cas , incertaine ou obscure dans d'autres , cette détermination nécessite non-seulement des sens exercés, mais encore, et par-dessus tout, l'application soutenue des plus hautes facultés de l'entendement. Le diagnostic ou la notion intégrale du fait morbide n'est, en effet, le plus souvent qu'un calcul habile de probabilités plus ou moins bien établies. Il exige, pour être aussi parfait que possible, les plus grands efforts de l'esprit.

Un des préceptes fondamentaux de la médecine de Montpellier consiste à tenir compte, dans cette détermination, de l'ensemble des données qui se rapportent à la maladie, au malade et aux circonstances ambiantes.

Les sources d'où découle la notion complète de la maladie sont nombreuses et variées. Il importe, ai-je dit , de n'en repousser aucune ; il faut, au contraire, les rapprocher, les combiner, les fortifier les unes par les autres. Toutes n'ont pas la même importance ; aussi devons-nous les apprécier avec soin , les mettre chacune à sa place et bien établir leur valeur relative.

Un mot d'abord sur l'idée médico-philosophique rerésentée par le mot *maladie*.

La santé et la maladie sont deux faits corrélatifs : l'un et l'autre impliquent nécessairement l'action des facultés vitales.

La santé consiste dans l'exercice libre, facile, régulier des actes et des fonctions de l'économie : il y a maladie dans le cas contraire. La maladie est donc un trouble , une déviation, une aberration quelconque de l'état physiologique. Est-il besoin d'ajouter que la ligne de démarcation entre l'état physiologique et l'état pathologique

72

n'est pas toujours bien tranchée? Qui pourrait fixer le point précis où finit la santé et où la maladie commence !

Barthez, M. Lordat et leurs disciples, à l'exemple de Galien, de Fernel et d'autres médecins, établissent entre l'*affection* et la *maladie* une distinction qu'il convient de rappeler. Pour eux, l'*affection* pathologique est un mode d'être anormal de la force vitale : c'est, si l'on veut, une *idée morbide*, une lésion, une modification vicieuse plus ou moins profonde et plus ou moins durable de cette force (1). Ceux qui admettent la *substantialité* de la force vitale ont seuls le droit de définir ainsi l'*affection*. D'autres, ne voulant rien préjuger, se bornent à dire : l'*affection* est une modification intime, vicieuse du système vivant. Cette modification anormale, inconnue dans son essence, peut rester cachée pendant un temps plus ou moins long, comme dans l'incubation de la rage, de la peste, de la syphilis, des fièvres paludéennes, etc. Elle se traduit au dehors par un appareil de phénomènes ou symptômes qui constituent la *maladie*.

---

(1) Cette définition ne s'applique qu'à l'*affection vitale*. M. Lordat a établi un ingénieux parallèle entre les *affections vitales* et les *affections psychiques ou mentales*. Celles-ci consistent en un trouble, une lésion de l'AME se manifestant par le trouble ou la lésion d'une ou de plusieurs de ses facultés. Dans d'autres cas, il y a à la fois lésion de l'âme et de la force vitale. Il peut y avoir aussi, pour parler le langage de ce savant Maître, infraction à la loi de l'alliance de ces deux puissances du dynamisme humain. Cette distinction a conduit M. Lordat à étudier sous un point de vue nouveau les maladies *instinctives*, les *passions* et les diverses formes d'*aliénations mentales*. Pour lui, une *affection vitale morbide* est à la FORCE VITALE ce que une *passion* est à l'AME. L'une et l'autre peuvent rester à l'*état latent*, ou se manifester par des symptômes plus ou moins trompeurs.

A ce point de vue, la *maladie* se confond avec *l'acte morbide*; elle n'est autre chose que l'expression de *l'affection* ou *état morbide*. Dans une épilepsie, par exemple, ce qui fait que l'individu a eu un accès hier et aujourd'hui, ce qui fait qu'il en aura d'autres dans une semaine, dans un mois, dans un an, c'est *l'affection épileptique*. Les accès eux-mêmes constituent la *maladie* ou *l'acte morbide* (1).

D'autres médecins de cette École, sans admettre, au pied de la lettre, la distinction entre *l'affection* et la *maladie*, *l'état morbide* et *l'acte morbide*, reconnaissent implicitement, quoique en des termes différents, la vérité cachée sous ces expressions. Il suffit de s'entendre sur les mots pour éviter toute confusion des idées à cet égard. « Ainsi, par exemple, ai-je dit ailleurs, un chirurgien enlève un cancer qui se reproduit un mois après dans une autre partie. Les uns diront: l'opérateur n'avait enlevé que la *maladie* et non pas *l'affection cancéreuse*; d'autres diront, au contraire : le symptôme seul ou l'effet avait été enlevé; la cause, le fond, les racines du mal, la *maladie cancéreuse*, en un mot, persistait malgré cette ablation; elle persistait à *l'état latent*. La contradiction n'est qu'apparente; en réalité, leur langage seul est différent, l'idée est la même (2). »

Il existe encore dans notre École quelques autres va-

---

(1) Voir, à ce sujet, L. Barre, thèse de concours pour l'Agrégation, intitulée : *Des rapports entre l'état et l'acte morbides*. Montpellier, 1844.

(2) Des maladies latentes; des maladies larvées; de leur diagnostic et de leur traitement. Thèse de concours pour l'Agrégation. Montpellier, 1854.

riantes touchant l'interprétation de ces mots; mais, en les abordant, j'empiéterais beaucoup trop sur le domaine de la pathologie générale, aux dépens de la clinique.

A Paris, la distinction ci-dessus entre l'*affection* et la *maladie* est généralement méconnue. M. Chomel, par exemple, dans la dernière édition de ses *Éléments de pathologie générale* (Paris, 1857), confond et dénature, comme dans les précédentes, le sens de ces deux mots. Après avoir défini la maladie *un désordre notable survenu, soit dans la disposition matérielle des parties constituantes du corps vivant, soit dans l'exercice des fonctions* (p. 17), il ajoute : « Quelques auteurs ont cherché à établir une distinction entre l'affection et la maladie, expressions généralement employées comme synonymes dans le langage médical. Les uns ont pensé que le mot *affection* convenait mieux aux cas qui sont du domaine de la chirurgie, et le mot *maladie* à ceux qui appartiennent à la pathologie interne. D'autres ont prétendu que la *maladie* consistait dans la lésion intime des parties, et l'*affection* dans les phénomènes sensibles qui en résultent..... Cette distinction de l'affection et de la maladie doit être rejetée comme contraire à l'acception commune, et comme propre à porter de l'obscurité dans le langage, sans répandre aucune lumière sur les choses (p. 18). » Dans la note suivante, insérée à la page 656, il est en contradiction avec lui-même : « Il est généralement reconnu, dit-il, et il est, je crois, incontestable, que les maladies de tout genre sont dues à un changement dans l'action de nos organes; ce changement intime précède et produit toutes les altérations de tissu; en sorte que, à proprement parler, tout ce que nous appelons *maladie* est consécutif à ce changement. » C'est ce changement intime dans l'*action* de nos organes qui précède et engendre la maladie, que M. Chomel aurait dû appeler *affection pathologique*. Peu importerait, au reste, l'emploi du mot, s'il s'était appesanti davantage sur la réalité du fait. N'est-il pas à regretter, en outre, qu'il ait passé sous silence la distinction de l'*affection* et de la *maladie*, telle que l'ont comprise et établie Galien, Fernel, Barthez, M. Lordat et une foule d'auteurs à leur suite?

L'idée de trouble fonctionnel, ou plutôt de lésion dynamique ou d'*affection morbide*, implique-t-elle forcément une altération matérielle des molécules solides ou liquides de l'économie? La réponse ne saurait être douteuse pour ceux qui font résulter la vie de l'organisation. L'affirmation découle logiquement du principe. Mais le principe est-il vrai? Là est la question.

Que nous apprend l'observation clinique et nécroscopique? Elle nous montre un certain nombre de maladies, et des plus graves, qui tuent sans laisser la moindre trace de leur passage, dans lesquelles on ne trouve pas de lésions anatomiques suffisantes pour expliquer non-seulement la mort mais encore la maladie. La grande classe des névroses, par exemple, comprend une foule d'états morbides, *sans matière*, c'est-à-dire sans lésion appréciable dans les solides et dans les liquides. Personne ne le conteste. Mais ici encore la difficulté commence: l'interprétation diffère du tout au tout, suivant la divergence des principes.

Les uns vous disent: si la lésion n'est pas aperçue, la faute en est à nos moyens d'investigation; elle ne se voit pas, mais elle existe. On ne la constate pas aujourd'hui, mais certainement on la trouvera un jour. L'orga-

nicisme en est réduit à raisonner ainsi; car, admettez la
réalité de la non existence de la lésion moléculaire, nos
procédés d'investigation étant supposés rigoureux et
parfaits, dès lors l'organicisme croule par la base.

Les ultra-vitalistes et les animistes exagérés tiennent
un langage diamétralement opposé à celui des organiciens.
De ce que la lésion matérielle n'est pas actuellement
aperçue et signalée, ils concluent qu'elle n'existe pas.
L'altération dynamique indépendante d'une lésion quelconque des tissus et des liquides leur suffit pour expliquer tous les désordres morbides. Ils isolent *la force*
de l'*instrumentation*; ils subalternisent toujours celle-ci
à la première.

La médecine hippocratique, à la fois traditionnelle et
progressive, qui n'est autre chose que le vitalisme éclectique de Montpellier, évite avec le même soin les écarts
de l'animisme, de l'ultra-vitalisme et de l'organicisme.
Elle recherche avec ardeur, avec persévérance les altérations des forces, des solides et des liquides, sans parti
pris d'avance de faire prédominer, dans un intérêt systématique, les unes sur les autres. Sage dans ses investigations, elle néglige les discussions oiseuses; elle vise
surtout aux applications pratiques, et s'attache exclusivement à écouter la voix de l'*empirisme raisonné*.

M. Chomel s'exprime à ce sujet avec trop d'hésitation
suivant les uns, avec assez de sagesse suivant les autres.
« En observant ainsi la marche de la science, dit-il, on
serait conduit à admettre, par une induction assez naturelle, qu'à mesure que nos moyens d'analyse chimique
et d'observation clinique deviendront plus parfaits, les
maladies dans lesquelles on n'a constaté jusqu'ici aucune
lésion matérielle finiraient par entrer dans la classe de

celles dont la lésion matérielle est connue, et que, dès à présent, on pourrait définir la maladie : *une altération survenue dans la structure des organes*. Mais, en médecine plus encore qu'en toute autre science, il importe de ne marcher qu'avec les faits. Or, comme, d'une part, dans beaucoup de maladies mortelles, cette altération échappe à tous nos moyens d'investigation, et que, d'autre part, on ne saurait regarder cette altération comme démontrée dans un nombre infini de maladies courtes et légères auxquelles l'économie est sujette, et dont la nature et le siége sont enveloppés d'obscurité ; que, dans ces deux ordres de faits, le dérangement des fonctions est la seule chose appréciable, la seule par conséquent qui, dans l'état actuel de nos connaissances, signale et constitue la maladie, nous sommes dans la nécessité, pour la définir, de chercher ses caractères dans le désordre des fonctions aussi bien que dans les lésions anatomiques (1). » On le voit, le fait de l'existence d'une maladie *sans matière* paraît peu sympathique aux idées doctrinales de M. Chomel ; il a du moins le bon esprit de l'admettre jusqu'à plus ample informé. M. Monneret tient à peu près le même langage (2).

Feu le Profr Requin tranche plus nettement la question dans le sens de l'organicisme. Pour lui, la maladie est *un trouble d'une ou de plusieurs fonctions*; mais il ajoute : « Ce n'est pas que, pour notre part, nous ne professions avec une intime conviction que l'altération morbide des fonctions suppose essentiellement une altération quel-

---

(1) Chomel. Élém. de path. générale ; 1856, p. 16-17.

(2) Monneret. Traité de path. génér. ; Paris, 1857, tom. I, pag. 44 et suiv.

conque dans les organes par le jeu desquels les fonctions s'accomplissent (1). » On lit encore à la page 145 : « La *cause prochaine* d'une maladie n'est pas autre chose que l'altération matérielle observable ou imperceptible par le fait de laquelle il y a maladie, et sans la présence de laquelle la maladie ne peut pas exister. » Malheureusement l'auteur ne fournit aucune preuve de nature à justifier ce ton affirmatif. Son intime conviction n'a d'autre fondement qu'une hypothèse.

La clinique n'a pas à disserter longuement sur ce point de pathologie générale. Peu lui importe ce que l'avenir peut nous apprendre à ce sujet. Je le répète encore, à Montpellier, dans la détermination des maladies, on cherche à reconnaître avec une égale attention le trouble des fonctions et l'altération des organes, et à apprécier avec le même soin leurs rapports ou leurs discordances. Les données de l'observation clinique, des nécropsies, de la chimie, du microscope, etc., sont enregistrées avec l'exactitude la plus minutieuse ; mais lorsqu'on ne trouve rien, après avoir attentivement scruté tous les replis de l'organisme, on ne suppose pas l'altération quand même. Ne voit-on pas, dans maintes circonstances, le système des forces ou facultés vitales augmenté, diminué, troublé de mille manières, sans qu'il y ait possibilité de rattacher tous ces désordres dynamiques à une lésion moléculaire quelconque ! Ailleurs, l'altération anatomique existe ; mais son intensité n'est nullement en rapport avec celle

---

(1) Requin. Élém. de path. médic. ; 1843, tom. I, p. 28. Par une heureuse inconséquence, cet ouvrage est beaucoup moins organicien que ne semble l'indiquer la citation ci-dessus.

des troubles fonctionnels. Ceux-ci peuvent même la précéder et subsister après sa disparition.

En résumé, notre clinique admet, dans l'état actuel de la science, des états morbides *sans matière*. L'observation attentive des faits l'y oblige. Mais, loin de vouloir engager l'avenir, elle se tient dans une sage réserve. Par cela seul qu'on ne trouve aujourd'hui aucune lésion matérielle, elle n'affirme pas qu'on n'en trouvera jamais.

L'affection, quelle que soit sa nature, peut rester à *l'état latent* pendant un temps plus ou moins long, et se manifester, tantôt par des *troubles fonctionnels sans lésion organique appréciable,* tantôt par une *lésion organique sans troubles fonctionnels appréciables.*

Dans d'autres états morbides, on trouve à la fois *la lésion des organes* et *le trouble des fonctions,* sans qu'il y ait toujours le même rapport d'intensité entre ces deux phénomènes. Souvent, en effet, de graves troubles fonctionnels coexistent avec une altération organique légère, et *vice versâ.*

M. Littré définit la maladie « une réaction de la vie, soit locale, soit générale, soit immédiate, soit médiate, contre un obstacle, un trouble, une lésion (1). » MM. Dubois (d'Amiens) et Cayol acceptent cette définition légèrement modifiée. Nous la trouvons défectueuse, en ce que, dans la maladie, tout n'est pas *action provoquée, action en sens contraire* ou *réaction.* La *spontanéité morbide* est un fait réel méconnu par MM. Littré,

---

(1) Diction. de méd., article *maladie*, t. XVIII.

Dubois et Cayol. L'économie n'est souvent malade qu'à la *simple occasion* d'une provocation interne ou externe (1). La maladie est tantôt spontanée ou *affective*, tantôt *réactive*.

Sydenham considérait la maladie comme une série d'efforts destinés à détruire ou à éliminer un principe nuisible. Cette idée, vraie dans certaines limites, éminemment utile en ce qu'elle met en évidence la réalité des phénomènes morbides médicateurs, pèche par un excès de généralisation. Parmi les *actes morbides*, il en est d'utiles, il en est de nuisibles par rapport à l'*affection*.

La pensée de Sydenham a conduit quelques auteurs à ne voir dans la maladie qu'une *fonction pathologique*. Mais une *fonction* suppose toujours un but, une fin, et les divers actes pathologiques, quoique coordonnés, ne révèlent pas toujours, d'une manière suffisante, la notion d'une tendance finale préétablie. Le fait est vrai pour certaines maladies, telles que les fièvres éruptives; il est faux pour d'autres. On n'aurait que l'embarras du choix pour le prouver à l'aide d'exemples.

Que signifient les mots *nature, forme, siége*, des maladies ?

La nature ou l'essence des maladies, dans le sens le plus élevé du mot, nous est inconnue, comme, du reste, la nature ou l'essence de toutes choses.

Je parle seulement ici de la *nature expérimentale*, c'est-à-dire de ce que l'expérience éclairée par la raison nous

---

(1) M. Lordat a savamment discuté la définition de Cayol, dans son livre intitulé : *Rappel des principes doctrinaux de la constitution de l'homme*, p. 402 et suiv.

apprend sur le caractère fondamental des maladies, sur la résultante de l'ensemble des phénomènes qui leur donnent une existence distincte, leur impriment un cachet particulier, les constituent en un mot, ce qu'elles sont. Dire, par exemple, que telle maladie est de nature inflammatoire, catarrhale, bilieuse, scrofuleuse, syphilitique, cancéreuse, etc., c'est établir sa *nature expérimentale*, constater ce qu'il y a en elle de principal, de plus caractéristique et de plus important en médecine pratique. La clinique de Montpellier s'attache, par-dessus tout, à cette détermination.

La *forme* s'entend des diverses expressions phénoménales dont un même état morbide est susceptible. Le fond restant le même, la manifestation seule diffère.

Ainsi la syphilis, l'affection paludéenne, etc., se révèlent avec un cortége de symptômes variés à l'infini, sans pourtant changer de nature.

La question du *siége* a aussi son importance. A parler rigoureusement, il n'y a pas de maladies purement locales, dans ce sens que l'état local fait partie de l'ensemble et qu'il n'existe aucun organe complètement isolé des autres. Tous vivent au moyen du même sang, de la même influence nerveuse; ils agissent les uns sur les autres, etc. La distinction des maladies en *locales* et *générales* a pourtant sa raison d'être et son utilité. Dire qu'une maladie est *générale*, c'est montrer qu'elle intéresse surtout l'ensemble de l'économie, et que les principales indications thérapeutiques doivent se déduire de la lésion de cet ensemble. Dans les maladies *locales*, au contraire, la connaissance de l'altération de l'organe prime tout le reste. Dans d'autres cas, l'état morbide d'abord général se localise ultérieurement. La recherche de la lésion locale et de la lésion de l'ensemble doit être faite avec la même sollicitude. La connaissance de leurs rapports réciproques intéresse, au plus haut degré, le praticien.

Apprécions maintenant la valeur relative des principales sources de la détermination des maladies. Nous les trouvons dans les causes, dans les symptômes, dans la marche, dans les modes de terminaison et dans les effets du traitement employé (1).

L'étiologie fournit souvent, à elle seule, une lumière précieuse, infaillible, en quelque sorte, dans le diagnostic des maladies. Un exemple pris au hasard suffira pour le prouver : un malheureux est mordu par un chien. Les symptômes de la morsure n'indiquent rien de grave; mais le médecin acquiert la certitude que l'animal était atteint d'hydrophobie. On sent de quelle valeur est cette notion ! Quelle différence, au point de vue du diagnostic, du pronostic et du traitement, entre une plaie simple et une plaie infectée de virus rabique ! Ailleurs, les données de l'étiologie, quoique moins importantes, suggèrent tantôt d'utiles présomptions, tantôt de grandes probabilités en faveur de tel ou tel diagnostic. Ceci exige quelques développements.

« L'étude des causes de maladies, dit Frédéric Bérard, est sans contredit la partie la plus imparfaite de la

---

(1) Voir, à ce sujet, Dupré : *Apprécier la valeur respective des sources du diagnostic médical,* etc., thèse de concours. Montp., 1848; Fuster : *Apprécier la valeur respective des sources du pronostic médical,* thèse de concours, Montp., 1848; et Fréd. Bérard : *Discours sur le génie de la médecine.*

médecine, celle où l'on sent le plus fortement le besoin d'une réforme générale et complète, opérée à l'aide d'une philosophie sévère et d'une connaissance approfondie des lois de l'économie vivante, saine et malade; c'est celle où l'on retrouve le plus de préjugés et d'erreurs de tout genre (1). » Paroles profondément vraies qui s'appliquent à merveille à la plupart des manuels de pathologie réputés classiques.

« On entend par cause, dit Barthez, ce qui fait que tel phénomène vient toujours à la suite de tel autre, ou ce dont l'action rend nécessaire cette succession qui est d'ailleurs supposée constante (2). » Cette définition caractérise surtout la *cause efficiente,* la seule vraie *cause* pathologique, dans le sens rigoureux du mot. Mais l'usage en a jugé autrement, et ici, comme dans d'autres points, le langage médical est vicieux. Il importe donc de distinguer plusieurs catégories de *causes* pathologiques.

Le grand principe qui domine cette étude consiste à tenir également compte des influences propres au sujet et de celles du milieu qui l'entoure. On doit faire à chacune d'elles une part convenable. Beaucoup d'erreurs proviennent de ce que certaines *causes* sont envisagées et interprétées au détriment des autres, tandis qu'il est indispensable de considérer leur ensemble, leur concours, de prendre enfin la résultante de leurs effets.

---

(1) Fréd. Bérard. De la philosophie de la médecine pratique; ou des méthodes à suivre pour procéder à la détermination analytique des indications. *Rev. médic.,* 1824, t. I, p. 71.

(2) Barthez. Nouv. Élém. de la science de l'homme. 2e édit., pag. 5-6.

Au point de vue de leur mode d'action, nous distin-guons les *causes* morbides en *efficientes, déterminantes* et *provocatrices*. Celles-ci se subdivisent en *prédisposantes* et *occasionnelles*.

Il n'y a qu'une seule *cause efficiente* morbide : c'est le sys-tème vivant. Lui seul est l'auteur de la maladie; lui seul l'engendre et l'entretient. Mais, dira-t-on, une chute, un coup de bâton sont bien la *cause efficiente* d'une fracture. Oui, mais la fracture, en tant que cassure de l'os, n'est pas une *maladie;* on peut la produire sur le cadavre, et la maladie implique nécessairement la vie. Chez l'être vivant, la fracture provoque la fluxion, la douleur, la difficulté des mouvements, etc. : or, c'est là ce qui con-stitue la maladie. Supposez l'absence de toute lésion dans l'exercice des facultés vitales, et vous aurez une *fracture* sans *maladie*. C'est l'idée de M. Dubois (d'Amiens); c'est celle de la plupart des Professeurs de notre École. Un virus n'est pas non plus une *cause efficiente*. C'est le système vivant qui fait la syphilis, la variole, la vac-cine, etc. L'effet du virus, quoique à peu près constant, n'est pas absolument certain. Entre le virus et son effet, existe le dynamisme vivant; lui seul, à la condition d'être convenablement impressionné, est l'auteur ou la *cause efficiente* de la maladie. Il serait facile de citer des exemples d'affections virulentes spontanées, et, par contre, d'inoculations de virus non suivies de résultats. Qu'est-ce donc qu'un virus? Un virus est une *cause détermi-nante, spécifique*, forte, puissante, agissant sur l'éco-nomie vivante, d'une manière presque sûre, sans l'inter-vention d'une *prédisposition*. Tout ce qu'il lui faut pour agir, c'est que l'individu ne soit pas *réfractaire* à son action, qu'il ait, en d'autres termes, la *capacité* ou la *réceptivité morbide*, condition particulière du système vivant qui n'est pas la *prédisposition*. Celle-ci implique quelque chose de plus actif, c'est-à-dire une tendance plus ou moins marquée vers tel ou tel état pathologique.

Ainsi donc, les *causes déterminantes* sont celles qui sont de nature à produire dans le système vivant un effet à peu près constant, sans l'intervention d'une *prédisposition spéciale*. Elles n'ont besoin pour agir que de la *réceptivité* ou *capacité morbide*.

Les autres causes dites *provocatrices* ne peuvent agir sans l'intervention, sans la coopération d'une *prédisposition* particulière du sujet. Elles sollicitent l'économie à réaliser tel ou tel état morbide : ce sont des agents provocateurs ; voilà tout. L'économie peut résister à leur action beaucoup mieux et bien plus souvent qu'à celle des premières. Inutile de rappeler ici les différences représentées par les mots *prédisposantes*, *occasionnelles* appliqués aux *causes provocatrices*. Les unes et les autres, je le repète, ne peuvent opérer qu'à la condition de trouver le système vivant convenablement prédisposé à réaliser la maladie.

On m'objectera peut-être que la distinction des causes en *déterminantes* et *provocatrices* n'est pas toujours bien nette et facilement applicable. J'en conviens. Une même influence, suivant son degré d'intensité, suivant la durée de son action, est tantôt *cause déterminante*, tantôt *cause provocatrice : prédiposante* ou *occasionnelle*. Il n'est pas toujours aisé de lui assigner son vrai rôle, mais cela est possible dans la majorité des cas.

La cause *déterminante* agit, en effet, sans l'intervention

nécessaire d'une *prédisposition*. On peut en quelque sorte produire à volonté la maladie qui lui correspond ; il suffit que l'individu ne soit pas exceptionnellement réfractaire. S'il n'est pas doué d'une immunité spéciale qui le mette à l'abri de l'action de la cause *déterminante*, s'il offre seulement la *capacité* ou la *réceptivité morbide*, l'effet pathologique se produira à coup sûr. Au nombre de ces causes, figurent, en première ligne, les miasmes, les virus, les poisons, les lésions traumatiques. Leur notion est le flambeau qui met le praticien sur la voie du diagnostic et du traitement.

Au contraire, les causes *provocatrices* (*prédisposantes* et *occasionnelles*) jettent une lumière moins vive sur le problème de la détermination des maladies. Elles ont surtout besoin pour agir du concours d'une *prédisposition interne*. Moins puissantes, plus contingentes que les premières, on peut, dans beaucoup de cas, mettre en doute la réalité de leur action. Souvent, en effet, elles n'entraînent pas de maladies à leur suite ; et celles-ci, quand elles se produisent, sont parfois très-variables quant à leur intensité et à leur nature. Ceci s'applique surtout aux causes *occasionnelles* : légères, accidentelles, temporaires, elles sont tout-à-fait accessoires et n'éclairent pas le diagnostic. A ce point de vue, la notion des causes *provocatrices prédisposantes* est beaucoup plus utile. Un cancer au sein se déclare à la suite d'une légère contusion sur cet organe. La contusion est l'occasion et non la cause du développement du cancer. La principale cause gît dans une prédisposition spéciale, tantôt héréditaire, tantôt acquise, malheüreusement inconnue en elle-même, et ne se manifestant à nous qu'après avoir produit son effet. Le tétanos se montre après une émotion subite; une pneumonie survient à la suite de l'impression d'un courant d'air. Dira-t-on que ce sont là les vraies causes du tétanos et de la pneumonie? Nullement. L'émotion et le courant d'air auraient eu beau se produire; si la prédisposition avait fait défaut, la maladie correspondante n'aurait pas éclaté. Dans ces cas, comme dans toutes les maladies *spontanées*, le rôle principal appartient à une prédisposition interne plus ou moins cachée mais réelle.

Dans d'autres circonstances, les influences propres au sujet et celles du monde extérieur accessibles à nos recherches semblent opérer avec une intensité à peu près égale. Ailleurs, enfin, comme dans les maladies *réactives*, l'influence des causes *provocatrices* externes occupe le premier rang. Sans elles l'état morbide n'aurait pas existé. On conçoit alors de quelle utilité majeure est pour le diagnostic la notion des constitutions médicales, des influences épidémiques et endémiques, causes fortement *provocatrices* qui absorbent ou effacent les prédispositions individuelles et font éclore des groupes de maladies identiques. L'étude des affections morbides dans leurs rapports avec les climats, les saisons, les intempéries, l'état météorologique actuel et antérieur, les effluves et les miasmes, les influences locales, la boisson, l'alimentation, etc., est redevable à l'École hippocratique d'une foule de précieuses acquisitions qui font de cette branche essentielle de la pathologie un instrument éminemment utile dans la détermination des maladies. L'enseignement et les travaux de Fouquet, de Baumes, de Caizergues, etc., ont répandu, rectifié et vulgarisé, à cet égard, une série de préceptes d'étiologie médicale d'une haute importance.

L'ouvrage de M. Fuster sur les *maladies de la France
dans leurs rapports avec les saisons,* livre aussi remarquable par la profondeur et la vérité des propositions
doctrinales que par l'élégance de la forme et la richesse
des détails, mérite ici une mention toute spéciale.

Je ne puis pas, sans sortir du cadre que je me suis
tracé, parcourir ici tout le champ de l'étiologie médicale,
et discuter , l'une après l'autre , les diverses causes ,
même les plus éminentes. Je ne me suis attaché qu'aux
catégories principales; je le regrette d'autant plus que
j'aimerais à montrer dans la connaissance de l'hérédité,
de l'âge, du sexe, du tempérament, de l'idiosyncrasie,
de la constitution, des diathèses, des professions , des
habitudes, des maladies antérieures, etc., une ample
moisson de faits doublement profitables au diagnostic et
à la thérapeutique.

L'étiologie est un des points les plus imparfaits des
traités de pathologie de l'école anatomique et organicienne. Dans chaque description de maladies, quelque
différentes qu'elles soient par leur nature et par leur
traitement , vous retrouvez toujours un stérile et fasti-
dieux catalogue de prétendues causes morbides constamment les mêmes ou à peu près , jetées pêle-mêle, men-
tionnées, additionnées mais non interprétées. C'est un vrai
dédale dans lequel vous chercheriez vainement le moindre
fil conducteur.

A quoi tient ce vice? Il a sa source dans le peu d'importance que ces auteurs attribuent à la notion des causes
pathologiques et à l'esprit qui les dirige dans cette étude.
Pour eux, la maladie consiste essentiellement dans une
altération matérielle de quelque partie de l'organisme·

Les altérations des solides ou des liquides sont-elles les mêmes, les maladies qui en résultent sont identiques, malgré les différences des causes qui les ont produites. Peu leur importent donc ces différences. C'est surtout la recherche de la lésion anatomique qui les occupe, et c'est presque exclusivement sur les symptômes ou *les cris des organes souffrants* et sur l'anatomie pathologique qu'ils basent le diagnostic. Dans la pneumonie, par exemple, malgré les divergences des climats, des saisons, des constitutions médicales, des prédispositions individuelles, etc., ils ne voient toujours qu'une même inflammation, plus ou moins étendue, plus ou moins développée, à l'état de simple engouement ou bien d'hépatisation rouge ou grise. De là surtout dérive pour eux l'indication thérapeutique. Tout le reste n'est qu'accessoire. Un nouvel exemple montrera encore mieux à quelles conséquences peuvent conduire l'ignorance ou l'oubli des causes et l'identification des maladies basées sur l'identité des lésions anatomiques. On sait qu'après la conquête de l'Algérie, nos soldats furent en proie à des fièvres paludéennes d'une gravité effrayante. Nos médecins militaires, imbus des principes du Val-de-Grâce, ne virent dans toutes ces manifestations morbides que des irritations, des congestions sanguines, des inflammations locales, qu'ils traitèrent à grand renfort de saignées et de sangsues, méconnaissant la spécificité de la cause productrice. Ai-je besoin de rappeler quelles furent les suites d'une thérapeutique aussi déplorable ! Heureusement leur aveuglement systématique, d'abord général, fut peu à peu dissipé par la puissance irrésistible des faits. On revint aux sages préceptes de Morton, de Stoll, de Torti, de Werlhof, de Borsiéri, de Baumes et de toute l'École de Montpellier : le fébrifuge retrouva, au grand bénéfice des malades, la faveur qu'il n'aurait jamais dû perdre.

L'esprit de la doctrine organicienne a conduit les auteurs dont je combats les principes à envisager les causes pathologiques plutôt en physiciens ou en chimistes qu'en vrais médecins. Entre l'action des influences du monde extérieur et les effets morbides produits, ils négligent beaucoup trop l'intermédiaire le plus important, le facteur le plus essentiel : je veux dire le dynamisme vivant. A peine font-ils attention à son autonomie, à son indépendance incontestable dans certaines limites, à ses divers modes d'agir et de réagir. Ils oublient les vérités suivantes vulgaires parmi nous, et qu'il serait facile d'appuyer sur des masses de faits :

1º Le système vivant peut produire une maladie grave à la suite d'une légère provocation extérieure, et *vice versâ*.

2º En l'absence même de toute provocation externe appréciable, il peut engendrer d'emblée et reproduire plus ou moins souvent un certain nombre d'états morbides, par une sorte de faculté créatrice qui lui est propre.

3º Par contre, il oppose parfois une résistance invincible à l'action des influences nocives habituellement les plus dangereuses.

Toutes ces propositions attestent la contingence des phénomènes vitaux. Il importe toutefois de ne rien exagérer : la contingence a ses limites. Si tout était instable, fortuit, divers, éventuel, il n'y aurait pas de lois possibles en pathologie, et partant pas de science médicale. Or, certaines causes agissent physiquement et chimiquement, c'est-à-dire qu'elles opèrent sur l'être vivant à peu près comme sur le cadavre, en ne considérant que leurs effets immédiats. Ces causes ne sont nullement contingentes. Toutes celles que nous appelons *déterminantes* ont de même un effet à peu près certain, et souvent propre, exclusif. Les autres, au contraire, n'agissent qu'à la condition d'impressionner l'économie et de la trouver convenablement disposée à réaliser l'état pathologique. Celles-ci surtout sont contingentes, mais à des degrés divers.

4º Il est indispensable, dans une bonne détermination étiologique, de tenir compte de la totalité des influences internes et externes qui agissent sur l'homme, et de ne pas attribuer à une ou à quelques-unes d'entre elles une prépondérance trop marquée, au détriment des autres.

5º Il faut reconnaître que certains points de l'étiologie sont encore recouverts d'un voile épais qui les cache à nos yeux.

Ainsi, par exemple, des influences secrètes, profondes, mystérieuses (*quid divinum*), planent sur l'explosion des *grandes épidémies.* Il nous est impossible de lire dans leur étiologie. Nous ne connaissons que les conditions accessoires qui tendent à les produire et à les entretenir. Mieux vaut avouer notre ignorance à ce sujet, tout en travaillant à la dissiper, que de nous attacher à des hypothèses vides, trop souvent dangereuses.

Tels sont les principes d'étiologie médicale formulés ou acceptés par les grands praticiens de l'École hippocratique, vérifiés et appliqués, tous les jours, par la clinique de Montpellier.

La pathogénie, c'est-à-dire la notion de l'origine et du mode de formation de la maladie, depuis le premier symptôme jusqu'au dernier, sert puissamment au diagnostic. Un état morbide est-il idiopathique, protopa‑

thique ou essentiel; est-il, au contraire, symptomatique, deutéropathique, non-essentiel? Question capitale au point de vue qui m'occupe. Entendons-nous d'abord sur la signification de ces mots, objet de tant de logomachies, de chicanes et de sophismes. Le sens des mots *essentiel*, *protopathique*, *idiopathique* est pour nous à peu près le même, sauf quelques nuances suffisamment indiquées par leur étymologie. Une affection pathologique *essentielle* existe indépendamment de toute autre; elle n'est étiologiquement liée à aucune autre affection actuelle ou révolue dont elle provienne; elle jouit d'une sorte d'individualité et d'indépendance. Elle est la première en date; elle existe par elle-même et non par le fait d'une autre. Un état morbide est, au contraire, *non essentiel*, *deutéropathique, symptomatique*, quand il se surajoute à un autre sans lequel il n'existerait pas et qui le tient sous sa dépendance. D'autres fois un organe s'affecte en vertu de sa sympathie avec un ou plusieurs autres primitivement affectés. La maladie est dite alors *sympathique*.

Le caractère *symptomatique* d'une maladie n'est pas toujours bien tranché. Il l'est au plus haut point lorsque celle-ci dépend absolument d'une autre; mais cette dépendance n'est pas toujours aussi complète. Il n'y a pas toujours un rapport nécessaire de cause à effet entre ces deux phénomènes; le premier ne joue souvent par rapport au second que le rôle de cause *provocatrice*. Ici encore, le système vivant se montre actif, indépendant, autonome; d'où la nécessité d'une analyse clinique fine, délicate, judicieuse, pour apprécier l'étendue et la solidité du lien qui unit les deux maladies entre elles. Jusqu'à quel point, par exemple, l'hystérie dépend-elle d'un engorgement du col avec antéversion de l'utérus? Dans tel ou tel cas donné, un ramollissement cérébral est-il la *cause* ou l'*occasion* d'attaques épileptiformes? Une aménorrhée est-elle due à l'atonie, au spasme, à la pléthore, à la tuberculisation pulmonaire, etc.? J'en dirais autant pour une foule d'autres maladies, telles que l'inflammation, la fièvre, l'hémorrhagie, l'état ataxique, etc. Une hydropisie ascite tient-elle seulement à une lésion organique du cœur, à un engorgement du foie, de la rate, ou en même temps à d'autres influences, à une diathèse séreuse par exemple? Il est nécessaire de faire une juste part à toutes ces causes; sinon le diagnostic sera superficiel, incomplet; il honorera tout au plus un garde-malade ou un empirique; il sera indigne du vrai médecin. Les indications à remplir sont toutes différentes si l'hydropisie est essentielle ou symptomatique, et si, étant essentielle, elle est *active* ou *passive*.

Une lésion organique est-elle la cause ou l'effet d'un trouble fonctionnel? est-elle primitivement locale ou dépend-elle d'une altération de l'ensemble? La notion intégrale du fait morbide implique la solution de ces divers problèmes.

Les praticiens rompus à l'observation des malades excellent dans ces distinctions. Est-on surpris maintenant que la pathogénie soit en si grand honneur dans notre École?

Je passe à la *symptomatologie* et à l'*anatomie pathologique*; je les réunis à cause de leurs affinités. N'oublions pas que je n'ai à les envisager ici qu'au point de vue de la détermination des maladies, d'après les principes qui nous dirigent.

Toute modification matérielle ou fonctionnelle se trou-

vant liée à la présence d'un état morbide constitue un
symptôme. Suivant les expressions consacrées, le symptôme est l'ombre, l'image, le reflet, la représentation
de la maladie. C'est par les sens que le symptôme est
aperçu ; c'est l'esprit qui l'apprécie et le juge. La *symp-*
tomatologie comprend surtout l'ensemble des modifications
morbides que l'observateur constate du vivant du malade.
L'anatomie pathologique embrasse l'étude des lésions
morbides des solides et des liquides appréciables surtout
après la mort. Plusieurs d'entre elles peuvent néanmoins
être soupçonnées et reconnues durant la maladie.

Mettre en doute l'importance de la symptomatologie
serait presque aussi absurde que nier l'évidence. La
physique, la chimie , l'anatomie , la physiologie expérimentale se sont évertuées à perfectionner et à multiplier
nos moyens d'investigation. Elles ont apporté un précieux
tribut à la clinique, en reculant les bornes de la symptomatologie et de l'anatomie pathologique. C'est là une des
vraies conquêtes de la médecine moderne. Les admirables
travaux d'Avenbrugger, de Corvisart , de Laënnec et de
leurs successeurs ont établi la notion d'une foule de
phénomènes pathologiques relevant des lois physiques
dans leurs résultats. Il serait superflu d'étaler ici les
nombreux services que la percussion et l'auscultation
nous rendent tous les jours. Personne ne les conteste.
Nous ne manquons jamais de mettre en pratique ces
puissants procédés d'exploration dans le diagnostic
des lésions des organes intra-thoraciques et autres. Nous
pensons qu'il est éminemment utile, indispensable même
d'y avoir recours. Il faut user, quand le cas l'exige, de
la loupe, du microscope, de l'ophthalmoscope, du spéculum, du spiromètre ; il faut compter le nombre des

pulsations et des respirations, apprécier la chaleur à l'aide de la main et du thermomètre, observer avec soin les altérations du sang, de l'urine, de la bile, du sperme, du lait, des sueurs, etc.; palper, mesurer, peser quand cela est nécessaire; il faut, en un mot, invoquer tous les moyens, faire appel à toutes les lumières pour connaître et préciser l'état symptomatique, pour apprécier le plus sûrement possible l'étendue, les progrès et le déclin des altérations organiques et humorales. Toutes ces recommandations sont aujourd'hui tellement banales à Montpellier qu'il me suffit de les mentionner. Nous interrogeons avec le même soin l'autopsie cadavérique. En nous montrant les traces matérielles des maladies, elle complète leur histoire. Elle contribue puissamment à confirmer ou à redresser le diagnostic dans des cas analogues.

Un des points de vue de la symptomatologie admirablement compris et enseigné à Montpellier, peu ou point envisagé ailleurs, c'est la considération de l'*état des forces* dans les maladies. Trois états distincts peuvent se produire : 1o l'augmentation, l'exaltation, l'accroissement outre mesure des principales forces ou facultés vitales; 2o leur diminution qui peut être portée jusqu'à la résolution ou l'adynamie la plus complète; 3o l'ataxie, le trouble, le désordre dans les principales fonctions vitales et psychiques. C'est une rupture de l'harmonie normale, un mélange plus ou moins confus de force et de faiblesse. Ces trois états, souvent faciles à reconnaître et à discerner, ne sont pourtant pas toujours radicalement distincts. Leur confusion peut donner lieu à de graves méprises. La faiblesse simule parfois la force et réciproquement.

Les forces sont parfois maîtrisées, enchaînées, gênées dans leur développement, plutôt que diminuées en réalité.

D'où la distinction éminemment clinique de l'*oppression*
et de la *résolution des forces*. Un autre aperçu non moins
utile à la pratique et sur lequel le génie de Barthez s'est
justement appesanti, consiste à considérer les forces en
tant que *radicales* et *agissantes, vires in posse et vires in
actu*, disaient les anciens. Un exercice démesuré, des
fatigues excessives, etc., diminuent considérablement la
somme des forces réelles. Pour parler le langage de
Barthez, les *forces radicales* baissent quand les *forces
agissantes* fonctionnent beaucoup trop. L'intégrité des
premières est la principale cause d'un état de *résistance
vitale* souvent plus marqué chez un homme de petite
taille que chez un colosse, chez le citadin malingre en
apparence que chez le paysan épuisé par de rudes travaux. Le diagnostic, le pronostic et le traitement retirent
de grands avantages de cette partie de la symptomatologie.

Qu'on ne vienne donc pas nous accuser de négliger
l'étude des symptômes. Qu'ils émanent d'une altération
locale ou d'une lésion de l'ensemble, qu'ils soient *sub-
jectifs* ou *objectifs,* nous les recherchons avec le même
intérêt, en nous attachant, bien entendu, aux plus essentiels. Ils nous instruisent souvent sur le siége et sur
la nature de l'affection morbide, sur sa gravité ou sa bé-
nignité relative. Mais nous devons faire nos réserves. Ce
n'est pas exclusivement sur le fragile échafaudage de la
symptomatologie que doit reposer le diagnostic. Sau-
vages, Sagar, Cullen, Pinel et toute l'École organicienne
en ont abusivement exagéré la solidité.

Que nous apprend l'observation clinique ? Elle nous
montre certaines maladies, véritables Prothées, revêtant
toute espèce de formes, sans changer de nature. Le fond

reste le même; les symptômes seuls diffèrent. Tels sont le rhumatisme, la syphilis, l'affection scrofuleuse, paludéenne, catarrhale, etc. Ailleurs, des symptômes identiques ou analogues sont le produit d'états morbides bien différents. A quoi bon surcharger ce travail d'une foule d'exemples? Un seul suffira: un accès pernicieux simule parfois l'épilepsie; le quinquina est promptement administré et à hautes doses, le malade guérit presque aussitôt. L'existence des états morbides justement appelés *latents* et *larvés* semble faite pour montrer combien on a tort de trop se fier aux symptômes ! Ne sait-on pas qu'une affection simplement névropathique peut simuler les lésions organiques les plus graves? Grimaud, Dumas, Bérard, M. Lordat et une foule d'autres ont insisté avec raison sur la réalité de faits de cette nature.

L'éclat des symptômes ne doit pas nous éblouir et nous empêcher d'avoir recours aux autres sources du diagnostic, concurremment avec celle-ci. A plus forte raison devons-nous éviter de transformer en symptômes, réputés pathognomoniques, des phénomènes morbides purement accessoires. Le médecin sera souvent dans l'erreur s'il se figure qu'il y a toujours corrélation entre l'intensité des symptômes, l'étendue des altérations organiques et la nature et la gravité de la maladie. Il formulera un mauvais diagnostic s'il l'appuie avec trop de complaisance sur certaines données micrographiques et chimiques encore incertaines et non suffisamment contrôlées par l'observation clinique.

L'anatomie pathologique est le complément de la symptomatologie; c'est la clinique des cas malheureux. »

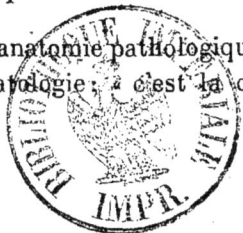

9

Elle procède surtout à l'aide du scalpel, du microscope
et de la chimie. Son utilité, son importance ainsi que
les abus de son application à la médecine ont été ap-
préciés avec une remarquable supériorité de vues philosophiques et médicales, par deux Professeurs de cette
École, M. Ribes et d'Amador (1).

C'est uniquement comme moyen de détermination des
maladies et non à un point de vue trop général, que je
vais l'envisager.

Les services qu'elle rend au diagnostic sont incontestables; il serait aussi injuste de les méconnaître que de
les exagérer outre mesure. Elle dissipe souvent l'incertitude et l'erreur dans lesquelles le praticien serait inévitablement plongé sans son intervention. Elle constate *de
visu* et sans réplique; elle précise; elle démontre. N'allez
pas croire néanmoins que l'étendue de son pouvoir soit
illimitée.

Bonet s'est surtout attaché à expliquer par elle la
mort; et Morgagni la maladie. Ni l'un ni l'autre n'ont complètement atteint leur but. Leurs successeurs, plus am-
bitieux encore, n'ont pas été plus heureux.

L'organicisme l'a prônée à outrance dans un intérêt systématique; il en a fait la base de la pathologie; il a presque
tout sacrifié à son étude; il l'a considérée cemme un levier
infaillible entre ses mains. Il avait trop compté sur elle.

---

(1) Ribes. De l'Anatomie pathologique considérée dans ses vrais
rapports avec la science des maladies. 2 vol. in-8o. 1828.—D'Amador.
De l'influence que l'anatomie pathologique a exercée sur la médecine, depuis Morgagni jusqu'à nos jours. Mém. de l'Acad. de
méd., t. VI.

L'anatomie pathologique, mieux étudiée et mieux comprise, est devenue une arme contre les fauteurs de l'organicisme. Elle met en évidence leurs déceptions et l'étroitesse de leur doctrine. Une notion superficielle de cette branche de la pathologie paraissait devoir ébranler le vitalisme hippocratique; une étude approfondie en a consolidé les bases. Cette vérité ressortira des considérations qui vont suivre.

Les nombreuses altérations moléculaires dont l'organisme malade est susceptible sont du ressort de l'anatomie pathologique. Tantôt elle montre des lésions si graves et si importantes par leur nature, leur siége ou leur étendue, qu'elles ont forcément rendu impossible le jeu d'une ou de plusieurs fonctions indispensables à la vie. Ce sont des tumeurs, des épanchements sanguins, séreux, purulents ou autres, des perforations, des étranglements, etc., des apoplexies sanguines intra-cérébrales, par exemple, des ruptures d'anévrysmes de l'aorte ou du cœur, des déchirures de la rate donnant lieu à des hémorrhagies promptement mortelles; en un mot, une foule d'altérations diverses opposant un obstacle invincible à la respiration, à la circulation, à l'innervation, fonctions vitales dont la suspension entraîne la mort. Il serait superflu d'insister sur l'importance de l'anatomie pathologique dans des cas de cette nature où les altérations matérielles jouent un rôle si considérable. Elle nous fait également connaître le mécanisme suivant lequel s'accomplissent une foule d'actes morbides curateurs produisant des adhérences, des oblitérations, des dilatations, des épaississements, etc.

Ailleurs, la scène change; l'état morbide affecte beau-

coup plus les forces que les organes solides ou liquides.
Ce qui domine, c'est une modification vicieuse de l'ensemble, un trouble profond de la vitalité se manifestant
par la fièvre, la périodicité, l'ataxie, l'adynamie, le
spasme, l'éréthisme nerveux, une rupture des synergies
normales et autres altérations dynamiques que le scalpel
ne peut atteindre.

Ici, l'anatomie pathologique ne peut fournir au diagnostic aucune donnée utile. Les éléments qui doivent
le former se trouvent ailleurs : c'est aux diathèses, aux
constitutions médicales, aux troubles fonctionnels, aux
symptômes généraux, à leur mode d'évolution, à la
spécificité, etc., qu'il faut surtout avoir recours.

Tout en nous montrant même, dans une foule de cas,
des traces matérielles évidentes d'un état morbide, des
produits on ne peut plus divers de la force plastique vicieusement modifiée, elle est souvent impuissante à
rendre compte de l'existence des symptômes et de la cessation de la vie. Il ne lui est pas donné de déterminer, dans
beaucoup de circonstances, le degré d'altération anatomique qui doit nécessairement entraîner la mort. Un malade succombe à une méningite, à une pneumonie, à un
hydrothorax, à une dysenterie, à une affection tuberculeuse, etc., très-communément l'altération des organes n'est pas telle que la mort ait dû s'ensuivre ! Que
serait-ce si je prenais d'autres exemples dans les pyrexies,
dans les névroses, dans les empoisonnements par les
substances narcotiques, etc. ! Ici, l'anatomie pathologique ne trouve rien ou presque rien. Les lésions locales, quand elles existent, sont légeres, accessoires,
subordonnées à l'état général. Elles ne constituent qu'un

point très-secondaire de la maladie ; elles peuvent dépendre de causes très-différentes, et sont tout-à-fait insuffisantes pour expliquer les symptômes et la mort.
Écoutons, à ce sujet, le témoignage irrécusable d'un de
nos plus éminents anatomo-pathologistes. « Quoi ! dit
M. Cruveilhier, vous croyez m'avoir montré la cause de
la mort, lorsque, dans une rougeole, dans une scarlatine
ou dans une variole qui tue à la période d'invasion ou
d'éruption, vous m'avez montré une injection de telle ou
telle partie de la muqueuse du canal alimentaire ou des
voies aériennes? Croyez-vous que les altérations observées
dans l'affreuse épidémie de choléra dont nous avons été
les témoins nous aient parfaitement rendu compte de l'intensité des accidents et de la rapidité de la mort? Dans
l'hydrophobie, dans le tétanos, on ne trouve rien; je
n'ai rien trouvé dans un certain nombre de cas de mort
subite.... Il est démontré par ces faits que, sans altération organique suffisante, une fonction indispensable à
la vie, l'innervation, la circulation, a pu être troublée,
suspendue, au point d'intercepter la vie : ainsi, dans
l'entérite folliculeuse, la lésion n'est pas toujours en
rapport avec l'intensité des symptômes..... Sous ce point
de vue, je veux dire sous celui de l'insuffisance des lésions
matérielles des organes pour rendre compte de la mort,
l'anatomie pathologique nous ramène inévitablement au
vitalisme dont elle avait semblé d'abord nous éloigner ;
et, je ne crains pas de le dire, elle réhabiliterait la doctrine vitaliste, si jamais cette doctrine était sérieusement
compromise (1). »

(1) Cruveilhier. Traité d'anatomie pathologique générale, t. I,
p. 35-36. Paris, 1849.

Ainsi donc, tout le fait morbide ne se réduit pas aux altérations matérielles. Elles ne rendent compte, dans la majorité des cas, ni de la maladie ni de la mort. Le diagnostic serait incomplet, imparfait, vicieux, anti-médical, s'il n'avait en vue que la lésion anatomique. Dans une foule d'états pathologiques, l'anatomie du cadavre est muette, ou plutôt, comme le reconnaît M. Cruveilhier, elle confirme, par son silence, un des dogmes de la médecine hippocratique.

L'utilité de l'anatomie pathologique par rapport au diagnostic est d'autant plus marquée que l'altération matérielle joue un plus grand rôle dans le fait morbide. Elle nous montre souvent le siége et la nature de cette altération, tantôt sur le vivant, tantôt seulement après la mort. Elle distingue les produits de l'inflammation de ceux du cancer, de la tuberculisation, etc.; elle sert de contrôle à l'auscultation, en révélant les lésions de la plèvre, du péricarde, du cœur, des poumons, coexistant avec tels ou tels bruits perçus durant la maladie. Vous aviez diagnostiqué une pyrexie essentielle, la nécropsie découvre une inflammation profonde, passée inaperçue, qui tenait la fièvre sous sa dépendance. C'est au praticien à discerner jusqu'à quel point cette dépendance était réelle, à apprécier si la phlegmasie était primitive ou consécutive à l'appareil fébrile. Vous aviez cru à une hépatalgie idiopathique, à un délire essentiel, vous trouvez un cancer au foie, du pus dans les méninges, etc.

De même que, dans beaucoup de cas, la nécropsie ne révèle rien ou presque rien, c'est-à-dire des altérations à peine sensibles, secondaires, accessoires, éventuelles ; dans un grand nombre d'autres, surtout dans les ma-

ladies chroniques, elle découvre souvent des lésions tellement considérables qu'on a lieu d'être surpris que la
vie ait pu se maintenir si long-temps, malgré d'aussi
graves désordres. Cette double considération réduit de
beaucoup l'importance de l'altération anatomique dans la
détermination des maladies. Elle prouve combien on
aurait tort de conclure toujours de la gravité des troubles
fonctionnels à la gravité de l'altération des organes, et
vice versâ!

Remercions l'anatomie morbide d'avoir ainsi mis en évidence une masse de faits à l'appui de l'important principe
de la *tolérance* et de la *résistance vitales,* de la *contingence* des faits morbides, de l'existence de divers troubles
du dynamisme indépendants d'altérations matérielles
appréciables; d'avoir confirmé la grande loi de la solidarité des organes entre eux, de leurs sympathies, de leurs
synergies. Un rein est profondément altéré, l'autre se
développe de plus en plus pour fonctionner à sa place.
On s'attendait à constater une lésion organique dans le
cœur, dans l'estomac, dans le cerveau; il n'en est rien :
l'organe n'était que sympathiquement affecté. Le foyer
primitif du mal existait ailleurs ; les symptômes qui en
émanaient étaient étouffés ou masqués par la souffrance
de l'estomac, du cœur ou du cerveau sympathiquement
envahi par des troubles fonctionnels.

Cette proposition est surtout applicable aux états morbides localisés dans la cavité crânienne. Nous sommes
encore réduits à répéter aujourd'hui, avec M. Ribes :
« Malgré le grand nombre d'observations publiées récem-
ment sur les maladies du cerveau et de ses enveloppes,
et l'unanimité d'efforts pour rattacher à l'altération de
parties distinctes les symptômes des affections cérébrales

nous avons encore, il faut l'avouer, plutôt des résultats contradictoires qu'un principe général, positif, solide-ment établi (1). » D'autres exemples prouveraient sur-abondamment l'impossibilité de conclure logiquement des lésions anatomiques aux symptômes, et de ceux-ci à la nature de la maladie; mais, dans beaucoup de cas, ce rapport existe, et il importe de le saisir.

Ces diverses considérations réduisent sans le détruire le rôle de l'anatomie pathologique : tantôt elle est d'une importance majeure pour le diagnostic; tantôt elle se borne à projeter sur lui une clarté plus ou moins vive et plus ou moins étendue; d'autres fois son utilité est nulle ou insignifiante.

Ajoutons qu'il n'est pas toujours facile de bien dis-tinguer les *altérations morbides* des *altérations cada-vériques*, et qu'un certain nombre d'altérations, légères il est vrai pour la plupart, s'effacent dans l'intervalle qui sépare la mort de l'autopsie.

L'étude de l'altération des liquides du corps humain a fourni plusieurs matériaux au diagnostic, grâce surtout à la chimie et au microscope. L'humorisme ancien sup-posait et expliquait les altérations; aujourd'hui on pro-cède tout autrement : on les établit d'après des expé-riences longues, minutieuses, variées, méthode infiniment préférable, puisqu'il importe avant tout de bien constater et ensuite d'apprécier sainement. Nous devons à la chimie moderne d'utiles notions sur le diabète sucré, sur la gravelle, sur l'albuminurie; elle a servi à corroborer la distinction des pyrexies essentielles et des phlegmasies

(1) Ribes, ouvr. cité, t. I, pag. 33.

fébriles; elle a donné quelques aperçus nouveaux sur la pléthore, sur l'anémie, sur l'hydropisie, le scorbut, etc.

Ses empiétements injustes sur le domaine médical, ses prétentions mal fondées, les erreurs qu'elle a encouragées, ne nous font pas méconnaître les services réels dont nous lui sommes redevables. Les vues trop ambitieuses de la micrographie ne nous rendent pas plus injustes à son égard.

Le microscope est d'un grand secours dans l'étude du lait, du pus, du sperme, du tubercule, du cancer, du cancroïde, etc. Mais ici encore les incertitudes et les contradictions abondent sur plusieurs points. Faut-il s'en étonner? La chimie organique et la micrographie n'ont pas atteint leur maturité. Après l'engouement viendra la réflexion. On aurait tort d'être trop sévère et de désespérer de l'avenir. Une foule de questions actuellement en litige seront peu à peu élucidées. Dans un avenir plus ou moins rapproché, il en résultera, nous aimons à le croire, une série de précieuses acquisitions pour la science médicale. Le microscope et les réactifs ne sont pas destinés à dominer la clinique et à se substituer aux autres procédés d'investigation; il leur est seulement réservé de la servir efficacement dans la mesure de leurs attributions.

Ainsi donc, la clinique de Montpellier, tout en se gardant bien de livrer le diagnostic aux chimistes et aux micrographes, ou de le transporter dans l'amphithéâtre, ne repousse aucune vérité, d'où qu'elle vienne. Elle signale, compare et apprécie les assertions des chimistes, des micrographes et des anatomo-pathologistes; elle en pèse la valeur et en tire tout le parti possible, sans enthousiasme comme sans prévention hostile.

A-t-elle affaire à un état morbide qui n'a pas sensiblement altéré la partie instrumentale, elle sait se passer de l'anatomie pathologique et puiser ailleurs ses moyens de détermination. Y a-t-il altération anatomique, elle s'attache à sa recherche; elle s'efforce d'en reconnaître le siége, l'étendue, la nature. Cela ne suffit pas; il faut encore lui assigner son vrai rôle à côté des lésions dynamiques ou fonctionnelles qu'on ne doit jamais perdre de vue. L'altération anatomique est-elle cause *déterminante* ou *provocatrice* de tel ou tel état pathologique, ou bien effet constant, fréquent ou accidentel? sous quelles influences s'est-elle produite? Doit-on la regarder comme une circonstance principale ou secondaire? L'altération locale est-elle le point de départ de la modification vicieuse de l'ensemble, ou bien est-elle consécutive ou simultanée? Quelle est la plus importante? Jusqu'à quel point l'une influe-t-elle sur l'autre? L'altération anatomique est-elle l'effet de l'état morbide préexistant ou d'un nouvel état morbide surajouté au premier? S'est-elle produite dans les dernières périodes de la maladie, pendant l'agonie ou après la mort? Un diagnostic complet, irréprochable, vraiment médical, exige la solution de toutes ces questions.

C'est dans cet esprit que nous envisageons l'anatomie pathologique sous tous ses aspects. Sans lui accorder une préférence abusive, nous lui demandons tout ce qu'elle peut nous apprendre, mais rien de plus.

Je me résume en formulant les propositions suivantes:

1° Il existe des états morbides indépendants d'une lésion quelconque appréciable dans les solides et les liquides. Cette catégorie de faits pathologiques est totalement en dehors du domaine de l'anatomie, de la chimie et de la micrographie.

2º Dans d'autres, l'intensité de la lésion anatomique, des troubles fonctionnels et la gravité du mal sont corrélatives. L'anatomie pathologique rend compte des symptômes et de la terminaison fatale. C'est dans les cas de ce genre qu'elle brille du plus vif éclat, et qu'elle répand à profusion ses services.

3º Un troisième ordre de faits est caractérisé par une disproportion marquée entre la lésion anatomique, les symptômes et la gravité du mal. L'anatomie pathologique ne peut alors fournir au diagnostic que des données d'une valeur variable mais toujours insuffisantes et d'une importance proportionnée au rôle de l'altération matérielle dans le fait morbide.

4º Dans beaucoup de maladies, la notion de l'altération anatomique, quoique réelle et incontestable, est la partie la moins essentielle du diagnostic.

5º Il importe de ne pas confondre, comme on l'a fait trop souvent, les altérations produites pendant l'agonie et après la mort, avec celles qui dépendent de l'état morbide lui-même.

Un autre groupe de notions utiles au diagnostic dérive de la considération de la *marche* des maladies. On désigne par là le mode suivant lequel les symptômes débutent, se développent, se coordonnent et disparaissent. Cette évolution comprend quatre phases ou périodes principales, plus ou moins longues et plus ou moins distinctes : ce sont l'*invasion*, l'*augment*, l'*état* et le *déclin*.

Au début d'une maladie, il est souvent impossible d'affirmer quelle en est la nature, quelle en sera l'issue. Il faut savoir attendre et ne pas trop se hâter de conclure.

Une foule d'états morbides différents s'annoncent de la même manière. Quelques-uns s'apaisent, comme par enchantement, après une explosion de symptômes formidables, un grand nombre de névroses, par exemple. D'autres, bénins à leur début, acquièrent ensuite un caractère de gravité alarmante. Le plus souvent, néanmoins, dans les affections aiguës, la violence de l'invasion est proportionnée à la gravité du mal.

Les affections inflammatoires débutent, surtout le matin, par un frisson de courte durée, mais intense et général. Les affections catarrhales se montrent surtout le soir ; le frisson initial qui leur est propre est plus superficiel et plus long que dans les premières. Il manque souvent dans les maladies bilieuses dont un des caractères est de paraître au milieu du jour. Ces trois modes d'invasion ne sont ni assez constants ni assez caractéristiques pour constituer autre chose qu'une simple présomption en faveur de tel ou tel diagnostic.

Les maladies virulentes offrent une période d'incubation dans laquelle l'*affection* pathologique existe malgré l'absence de tout symptôme. La durée moyenne ou habituelle de cette période nous est connue : elle est d'un septénaire pour la peste et la variole, de 30 à 40 jours pour la rage ; elle est ordinairement moindre dans la syphilis, la vaccine, etc.; mais, dans une foule de circonstances, elle dépasse ou n'atteint pas les limites ordinaires. On s'exposerait à de graves erreurs en méconnaissant, dans la pratique, une aussi importante vérité.

Les caractères de la fièvre d'invasion et les symptômes locaux qui l'accompagnent ne permettent pas toujours de diagnostiquer une variole, une scarlatine, une rougeole. La considération de la constitution médicale régnante joue ici un très-grand rôle. Elle suffit souvent pour nous révéler l'existence de la variole, de la suette, de la rougeole, de l'érysipèle, etc., avant l'éruption.

La pneumonie elle-même ne peut pas toujours être reconnue à son début. La localisation sur le poumon est assez communément précédée d'un état fébrile qui dure vingt-quatre, trente-six, quarante-huit heures et plus. Quand l'inflammation n'est que centrale ou lobulaire, la percussion, l'auscultation, la toux, les crachats, la dyspnée, le décubitus, etc., n'indiquent rien de positif. Il faut que l'inflammation s'étende et se développe pour être appréciable au lit du malade.

Le diagnostic de la fièvre typhoïde et d'une foule d'autres affections est parfois difficile dans le premier septénaire, c'est-à-dire avant leur période d'*état*. L'existence d'un peu de stupeur et de quelques phénomènes ataxiques suffit à beaucoup de médecins pour imposer mal à propos ce nom à des fièvres catarrhales, inflammatoires, gastriques, rémittentes paludéennes, simples ou compliquées. Le développement ultérieur de la maladie peut seul décider, dans maintes circonstances, si le diagnostic présumé était ou non légitime.

Cette considération est encore le point de départ de l'utile distinction des maladies, notamment des fièvres, d'après leur type, en intermittentes, continues et rémittentes. Une fièvre intermittente qui tend à devenir sub-intrante ou sub-continue menace d'être *pernicieuse* ou *maligne*. Depuis Torti, aucun praticien ne l'ignore. La division des états morbides en aigus et chroniques ne découle-t-elle pas aussi de la notion de leur marche et de leur durée?

Le fait seul du retour à la santé suffit pour exclure

l'idée de l'existence d'une maladie incurable qu'on était en droit d'appréhender.

Enfin c'est surtout à l'étude attentive de la marche des phénomènes morbides que nous sommes redevables de plusieurs données d'une haute valeur relativement aux métastases, aux rechutes et aux récidives, tant à redouter dans le cours d'un grand nombre de maladies.

La thérapeutique elle-même contribue pour une bonne part à nous éclairer sur la nature des états morbides. Qui ne connaît le précepte : *naturam morborum curationes ostendunt*, et le suivant : *à juvantibus et lædentibus fit indicatio* ? On redoutait l'existence d'un cancer squirrheux au sein. La tumeur disparaît et ne se reproduit plus après quelques frictions résolutives. C'est d'un simple engorgement glanduleux et non d'un cancer qu'on a triomphé. Un enfant est subitement atteint d'hémiplégie. Vous aviez cru, à tort, à une hémorrhagie cérébrale. Un léger laxatif est administré ; il détermine l'expulsion d'une masse de lombricoïdes. L'hémiplégie disparaît aussitôt : il s'agissait d'une apoplexie vermineuse. Il a fallu la triste épreuve de l'insuccès des antiphlogistiques contre plusieurs états morbides tels que la fièvre intermittente, la syphilis, la gastralgie, l'érysipèle, le choléra, le tétanos, etc., pour constater qu'ils ne sont pas de nature inflammatoire. Le praticien a souvent recours aux mercuriaux, aux narcotiques, au sulfate de quinine, aux vermifuges, etc., comme à autant de pierres d'achoppement, pour reconnaître le caractère syphilitique, nerveux, périodique, vermineux, etc., d'affections pathologiques mal dessinées.

Il ne faudrait pourtant pas compter outre mesure sur les renseignements fournis par la thérapeutique et trop

exiger d'elle. En voici les motifs : il n'est pas toujours
facile de faire une juste part aux effets du traitement
dans la guérison des maladies. Il en est qui se dissipent
spontanément par les seuls efforts de la nature; quelques-
unes même, en dépit d'une mauvaise médication. Le
même moyen thérapeutique jouit parfois de modes
d'action différents, et la maladie peut aboutir à une
bonne fin, par diverses voies. Dans beaucoup de cas, le
traitement est symptomatique ou palliatif plutôt que
radical, l'état morbide étant peu connu ou au-dessus
des ressources de l'art. Le précepte hippocratique implique donc des réserves. Pris au pied de la lettre et dans
un sens trop absolu, il deviendrait une source d'hésita-
tions et d'erreurs. Il s'applique surtout aux systèmes de
traitement basés sur les agents spécifiques et à ceux dont
les effets sont bien tranchés et empreints d'un cachet
caractéristique. Tous nos efforts doivent tendre à faire
de la thérapeutique l'heureux couronnement du diagnostic,
et non son point d'appui. Elle n'est pas tributaire du diagnostic; l'inverse doit avoir lieu. Ce n'est que par exception que leur rôle naturel peut être interverti.

Telles sont les principales sources de la détermination
des maladies. Toutes ne sont pas également riches; elles
n'ont pas la même importance dans les divers cas. Il
serait facile de montrer des catégories d'états morbides
dans lesquels c'est tantôt la notion des causes, tantôt la
symptomatologie, l'anatomie pathologique, d'autres fois
enfin la marche des phénomènes morbides qui jouent le
principal rôle dans cette détermination. Nous avons pour
principe de tenir compte de toutes les données de l'observation pour les faire concourir au diagnostic d'après
leur valeur relative.

C'est pour avoir conclu d'un point de vue imparfait et restreint que beaucoup de médecins se sont créé des idées fausses sur la nature d'un grand nombre de maladies. J'ai fait ressortir l'erreur des organiciens et des anatomo-pathologistes qui font trop exclusivement découler cette connaissance de la considération du siége du mal et des altérations moléculaires appréciables après la mort. Déduction essentiellement vicieuse, souvent impossible, puisque ces lésions sont loin d'être constantes et ne réflètent, quand elles existent, qu'une des faces de la maladie. J'en dirais autant des théories déduites de l'observation exclusive des altérations humorales constatées à l'aide des réactifs chimiques et du microscope. Bien plus, l'état symptomatique, envisagé sous tous ses aspects, c'est-à-dire dans les phénomènes généraux et locaux, fonctionnels et organiques, ne peut fournir la solution complète du problème en question. On le comprend aisément, car des symptômes identiques peuvent provenir d'états morbides différents, et réciproquement des états morbides identiques revêtent souvent des symptômes divers. L'étiologie elle-même, quoique d'une importance majeure et généralement trop peu appréciée, est parfois vague, incertaine, incomplète; elle ne saurait donc servir, à elle seule, de règle à la pratique.

L'insuffisance de ces éléments partiels de l'observation étant bien et dûment reconnue, nous les combinons entre eux, nous les réunissons en faisceau pour en former un tout d'où puisse logiquement dériver la notion exacte de la maladie. Cette méthode est la plus large et la plus philosophique; elle seule peut donner au diagnostic une base aussi étendue que solide et lui conférer toute l'exactitude et toute la précision qu'il comporte.

Il résulte des considérations précédentes, que diagnostiquer un état morbide ne consiste pas seulement à lui imposer un nom. Il faut, de plus, déterminer son degré d'intensité, sa forme et sa *nature expérimentale*. La maladie est-elle simple; est-elle composée ; est-elle compliquée; et, dans ce cas, quels sont ses éléments constitutifs; quel est celui qui prédomine le plus? Ici, l'analyse clinique est indispensable ; elle seule peut donner la solution de l'important problème de la *simplicité*, de la *composition* et de la *complication* de la maladie. Celle-ci est-elle idiopathique, symptomatique ou sympathique; est-elle ou non diathésique? Un diagnostic qui ne se préoccuperait pas, au plus haut degré, de tous ces divers points, serait superficiel, imparfait et nécessairement frappé d'une impuissance radicale. « Les dénominations vulgaires des maladies, dit Bérard, n'apprennent rien au médecin philosophe, ni pour le diagnostic, ni pour le traitement. Afin de parvenir à ce résultat important, il faut pénétrer plus profondément que cette forme symptomatique et générale; il faut déterminer le véritable caractère pathologique, rechercher si c'est l'organisme tout entier ou un seul organe qui est primitivement affecté, à quelle modification morbide essentielle se rapportent les phénomènes de la maladie, et arriver même de proche en proche, dans les cas où on en a le droit, à l'altération des forces vitales, qui constitue le phénomène le plus reculé de la maladie dans l'ordre d'une observation sagement conduite (1). »

Ce précepte a toute la force d'un axiome. Notre clinique

(1) F. Bérard. Application de l'analyse à la médecine pratique, p. 397-98.

s'efforce de le mettre constamment en pratique. Elle détermine, *toujours au point de vue du traitement*, le genre, l'espèce, la forme, les variétés, l'intensité, la période, les complications de l'état morbide. Le meilleur diagnostic n'est-il pas celui qui aboutit à la meilleure formule des indications thérapeutiques ?

D'une manière générale, on peut affirmer qu'en médecine pratique, la connaissance du siége du mal est moins utile que celle de sa nature. M. Cruveilhier prétend le contraire; il se trompe, selon nous (1). Nous disons encore avec le médecin de Pergame : *morbi dignotio et curatio pendent ex intellectione affectus et non partis affectæ*. A cette question de Bichat : *qu'est l'observation si l'on ignore le siége du mal*, on a justement répondu : *qu'est la notion du siége du mal, si l'on ignore sa nature?* C'est sur la nature et non sur le siége de la maladie que repose le traitement de l'inflammation, de la syphilis, de la fièvre paludéenne, des névroses, de l'affection dartreuse, scrofuleuse, scorbutique, etc. Ce qui ne veut pas dire assurément que la connaissance du siége soit inutile. Quelle différence entre un abcès des parois abdominales s'ouvrant spontanément sur la peau et un autre se faisant jour dans la cavité péritonéale ! Cette vérité n'a pas échappé à Hippocrate : « Les douleurs et les tumeurs qui surviennent au ventre sont peu graves quand elles sont superficielles; elles sont plus à craindre quand elles sont profondes (2). » Peut-on assimiler, au point de vue de la gravité et du traitement, une épistaxis et

---

(1) Cruveilhier. Ouvr. cité, t. I, p. 25 et 28.
(2) Aphor. 7, section VI.

une métrorrhagie avec une extravasation de sang dans le cerveau? La diphthérie buccale est habituellement sans gravité ; le vrai croup ou l'angine laryngée pseudo-membraneuse est presque toujours mortel.

C'est surtout dans le diagnostic des états morbides généraux affectant de préférence tel ou tel organe, qu'il est essentiel de faire une juste part à la considération de la nature et à celle du siége du mal, à l'état général et à l'état local. Quelques exemples vont le prouver : la fièvre pneumonique n'est pas toujours inflammatoire. Elle est souvent catarrhale, bilieuse, adynamique, ataxique, intermittente, et même bilioso-inflammatoire, catarrhale bilieuse, catarrhale ataxique, etc. Ces distinctions cliniques sont éminemment utiles. Il ne suffit donc pas de constater le râle crépitant, le souffle tubaire, les crachats rouillés et autres symptômes locaux, pour diagnostiquer une pneumonie. Le médecin qui s'en rapporterait exclusivement aux données de la plessimétrie et du stéthoscope serait souvent dans l'erreur sur la nature de cet état morbide. Telle est malheureusement la pratique d'un grand nombre. Pour eux, la pneumonie est toujours une inflammation, et rien de plus. Elle réclame toujours un traitement antiphlogistique proportionné à l'intensité de la lésion locale et de la fièvre. Ils rangent sous ce nom des états morbides disparates qu'ils identifient, malgré leurs dissemblances, par le fait seul de l'analogie de la localisation. Le judicieux Grimaud fait ressortir le vice d'une telle logique, en blâmant vivement « ceux qui partent du nom donné à la maladie, d'après deux ou trois symptômes les plus apparents, pour établir le traitement de cette maladie; pour qui, par exemple, toute affection de poitrine, avec fièvre aiguë, douleur de côté,

toux, difficulté de respirer, est toujours une pleurésie,
toujours une maladie de même espèce, qui demande
toujours d'être traitée de la même manière ; tandis que,
dans le réel, l'espèce d'une pleurésie ne peut être déterminée que d'après l'espèce de fièvre qui l'accompagne,
et traitée en conséquence (1). » M. Chomel dit, de même :
« Comparez une pneumonie survenue chez un sujet jeune
et robuste, et accompagnée de cette forme de mouvement fébrile désignée sous le nom de fièvre inflammatoire, avec la pneumonie qui attaque un vieillard débile
et épuisé, et qui se présente avec les symptômes adyna-
miques, et vous verrez là nécessairement deux maladies
bien différentes, bien que la lésion anatomique soit à
peu près la même (2). »

Prenons encore pour exemple la pneumonie bilieuse.
Que nous apprend à ce sujet l'observation clinique ? Elle
confirme le témoignage de Baillou, de Stoll et d'autres
grands praticiens, en nous montrant des constitutions
médicales bilieuses dans lesquelles la localisation pulmonaire est tout-à-fait sous la dépendance de l'état morbide général. Tout le prouve : les causes, les symptômes,
la marche et le traitement. La pneumonie bilieuse n'est,
dans ces cas, qu'une expression, une manifestation de
l'état morbide régnant. Les indications thérapeutiques
fournies par l'état local ne sont rien ou presque rien à
côté de celles de l'état général qui a précédé la localisation, qui l'a déterminée, qui l'entretient, qui la domine
en un mot.

---

(1) Grimaud. Cours de fièvres, t. I, p. 38-39.
(2) Chomel. Élém. de pathol. génér., 1856, p. 479.

Grâce surtout aux travaux inspirés par les principes cliniques de l'École de Montpellier, le temps n'est plus où la *fluxion* était confondue avec l'*inflammation*, où le *ramollissement* était considéré comme le produit constant de l'*inflammation*, de même que l'*induration*, la *pyogénie*, etc. Une modification morbide de la force plastique, autre que l'*inflammation*, peut engendrer ces divers produits pathologiques. Le système vivant peut créer de la lymphe plastique, du pus, le ramollissement et l'induration des tissus, indépendamment de tout travail inflammatoire. En outre, toutes les *inflammations* ne sont pas identiques : il en est de franches; il en est de spéciales; plusieurs même sont spécifiques. C'est assez dire que l'engouement pulmonaire, le ramollissement, la splénisation, l'hépatisation rouge et grise peuvent exister sans dépendre nécessairement d'une *inflammation* pulmonaire *vraiment inflammatoire*. D'où la nécessité de bien saisir, à l'aide de l'analyse clinique, le caractère bilieux, catarrhal, ataxique, adynamique, paludéen, etc., que la maladie peut revêtir.

Une exagération presque aussi fâcheuse que celle des anatomo-pathologistes localisateurs consisterait à accorder à l'état général ou *affectif* une prépondérance trop grande sur l'état local. C'est un écueil qu'il faut éviter. Quelle que soit la cause qui ait déterminé un mouvement fluxionnaire intense sur le poumon, la fluxion, par cela seul qu'elle existe sur un organe aussi essentiel à la vie, mérite toute notre attention. L'effet peut devenir cause, à son tour. La disparition de la fièvre primitive sous l'influence d'un traitement rationnel n'entraîne pas toujours la cessation des désordres pulmonaires. Il importe à la fois de savoir en quoi consiste le mal et où il siége.

Enfin la localisation a parfois plus d'importance que dans les vrais cas de pneumonie bilieuse. Nul doute qu'on n'ait ainsi désigné bon nombre d'états morbides dans lesquels l'état bilieux est associé à une vraie inflammation locale peu ou point subordonnée à l'état bilieux. Ailleurs, la fièvre participe de l'état bilieux et de l'état inflammatoire. Elle est bilioso-inflammatoire ou inflammatoire-bilieuse, suivant la prédominance relative de l'un ou de l'autre élément. Ailleurs enfin la fièvre et la localisation offrent l'une et l'autre le caractère inflammatoire; les symptômes gastriques-bilieux concomitants sont tout-à-fait en sous-ordre; ils ne constituent qu'une complication éventuelle. Ce sont des pneumonies inflammatoires compliquées d'un état gastrique bilieux; ce ne sont pas de vraies pneumonies bilieuses.

Cette confusion aurait un fâcheux retentissement sur la thérapeutique. Le seul moyen de l'éviter consiste à tenir compte de toutes les données de l'observation, à séparer ce qui est divers, à réunir ce qui est identique, à distinguer le fond de la forme, le principal de l'accessoire, à bien voir les rapports de l'état local et de l'état général, à mettre chaque chose à sa place et à lui assigner son vrai rôle : labeur difficile sans doute, mais auquel le médecin doit s'exercer et s'habituer pour être à la hauteur de sa mission !

Le vrai diagnostic de l'apoplexie, tel que nous devons l'instituer, indépendamment de toute prévention systématique et d'après la même méthode, donne lieu à la même série de considérations cliniques. L'apparition subite de l'hémiplégie avec trouble dans les facultés intellectuelles et sensitives, dans la parole, etc., ne dénote pas toujours l'existence d'une hémorrhagie cérébrale interstitielle ou méningée. L'apoplexie peut être simplement *congestive, séreuse, nerveuse* ou *sans matière*. L'anatomie pathologique le démontre. La science possède aujourd'hui plusieurs observations authentiques d'apoplexies *nerveuses* dans lesquelles la lésion de la motilité, de la sensibilité et de l'intelligence propres à l'apoplexie sanguine, existe indépendamment d'une altération matérielle quelconque appréciable dans l'encéphale et dans ses enveloppes. Les enfants irritables, les femmes hystériques, les hypocondriaques, les ouvriers qui manient les préparations de plomb, offrent de nombreux exemples d'apoplexies de cette espèce. Combien il est utile d'être pénétré de cette vérité, pour préciser autant que possible le diagnostic d'où la thérapeutique découle! Sans sortir même du cadre des apoplexies caractérisées anatomiquement par une hémorrhagie intra-cérébrale, il serait aisé de montrer que le diagnostic serait à peu près stérile s'il avait uniquement en vue la détermination de l'épanchement sanguin. Celui-ci une fois reconnu ou soupçonné, il est indispensable de ne pas s'en tenir là. Il faut remonter plus haut. Quelle est la cause qui l'a produit? Est-ce une indigestion, ou bien l'abus des alcooliques, la suppression du flux menstruel, des hémorrhoïdes? Le *raptus* sanguin dont l'encéphale a été le *pars recipiens* est-il sous la dépendance d'une affection bilieuse, d'une affection catarrhale, d'un état vermineux, de la goutte, etc.? L'hémorrhagie est-elle *passive*, comme on l'observe si souvent chez les scorbutiques et chez les vieillards? Tient-elle à la fragilité et au défaut d'élasticité des vaisseaux sanguins encéphaliques, due elle-même à des productions calcaires dans leur intérieur, ou bien à un ramollissement partiel préalable, etc.? Voilà tout autant de considérations qui font partie intégrante du diagnostic de l'apoplexie sanguine. J'en dirai autant de l'état fébrile, du spasme, de la fluxion, de l'éréthisme nerveux, etc., qui peuvent se produire à l'occasion de la présence du sang épanché dans le cerveau.

Nous attachons la plus haute importance à ces distinctions, vu leur utilité pratique. Sans elles, le traitement, privé de point d'appui solide, serait livré à la merci de l'empirisme ou de l'hypothèse. Ce n'est qu'en procédant ainsi que l'on peut dire avec vérité : *quid sufficit ad cognoscendum sufficit ad curandum*. On n'atteindra jamais un but aussi élevé, un résultat aussi fécond, si l'on ne fait pas découler le diagnostic de l'appréciation légitime de l'ensemble des phénomènes constitutifs du fait morbide envisagé sous tous ses aspects et poursuivi jusque dans ses plus profondes racines.

Ainsi considéré sous toutes ses faces et dans toute sa profondeur, le problème de la détermination des maladies est éminemment complexe et ardu. Mille circonstances rendent la solution incomplète, incertaine ou difficile. Hippocrate, qui en a exploré les points principaux avec toute la puissance de son génie, a proclamé la vérité suivante encore debout, malgré plusieurs siècles de recherches, de découvertes et de progrès : « C'est un travail que d'acquérir assez de précision dans le jugement pour ne se tromper que de peu en deçà ou en delà ; et je suis plein d'admiration pour le médecin qui ne commet que de légères erreurs (1). »

(1) Hippocrate. De l'ancienne médecine ; édit. de Littré, t. I, p. 590-91.

J'arrive à la seconde question que je me suis posée :
Quelles sont les bases du traitement des maladies ?

La thérapeutique est la science des indications et des méthodes et des moyens qui servent à les remplir.

Au point de vue du but qu'elle se propose, elle est distinguée en *prophylactique, curative* et *palliative;* et, selon les moyens principaux qu'elle emploie pour y arriver, en *hygiénique, pharmaceutique, morale* et *chirurgicale.*

L'indication est la notion de ce qu'il faut faire pour prévenir, pallier ou guérir la maladie : c'est le motif qui nous détermine à agir. La *contre-indication* se déduit des raisons qui s'opposent à la mise en œuvre des moyens destinés à remplir *l'indication.*

Qu'y a-t-il à faire? Dans quel but, dans quel sens, dans quelle mesure faut-il agir ? Tel est le problème à résoudre, une fois le diagnostic établi. Le *diagnostic* n'est pas autre chose, en effet, que le trait d'union placé entre la maladie et son *traitement.* L'un et l'autre ont pour base l'empirisme raisonné. La thérapeutique n'est donc pas un arsenal de drogues, de formules et d'instruments dans lequel le médecin puise au hasard. Elle consiste avant tout dans un ensemble de principes capables de diriger le praticien dans le traitement des individualités morbides les plus diverses. « A l'exception des empiriques, dit M. Lordat, les médecins ont été convaincus que *tout traitement médical devait être déduit d'une indication.....* Ceux qui n'ont pas voulu agir ainsi, qui se sont contentés de pratiques tirées de l'observation, sans aucun raisonnement, ont formé une secte que la majorité a repoussée depuis Hippocrate jusqu'à présent (1). »

(1) Lordat, Perpétuité de la médecine, p. 240.

L'indication est dite *fondamentale* ou *affectionnelle*, quand elle se rapporte au fond ou à la nature expérimentale de la maladie. Elle est principale ou accessoire, selon son degré d'importance. L'indication *urgente* est celle qu'il faut remplir immédiatement. Le temps dans lequel on peut la remplir est bref. Je citerai pour exemples la fièvre pernicieuse, une hémorrhagie foudroyante, etc., dans lesquelles il faut *saisir l'occasion*, agir promptement, pour être utile. Le point capital est de bien poser les indications et d'agir en conséquence.

La *méthode* comprend les divers plans de traitement; elle embrasse l'ensemble des procédés et des moyens thérapeutiques. Elle est *agissante*, *naturelle* ou *expectante*, suivant la part plus ou moins grande accordée à l'*art* et à la *nature*. Elle est *empirique* ou *rationnelle*, selon qu'elle repose plus ou moins sur l'*expérience* et sur le *raisonnement*. Suivant les cas, elle est plutôt synthétique qu'analytique, ou bien hypothétique, exploratrice, etc.

Les principes *natura morborum medicatrix; medicus naturæ minister non imperator; ars est imitatio naturæ*, dominent en général la thérapeutique.

Oui, le système vivant est doué d'une puissance curative qui lui est propre. La force unitaire qui préside par ses facultés plastique, sensitive et motrice, à tous les phénomènes de la vie, qui a créé l'embryon, a développé l'individu et le maintient en santé, qui lui donne une forme, une composition, une organisation distinctes, en dépit des influences du monde extérieur dont elle triomphe, qui réagit contre l'impression des agents délétères, qui produit la maladie, cette même force opère aussi la guérison ; elle réalise une série d'actes dont le but est évidemment curateur. Elle répare sous nos yeux les solutions de continuité, en formant ce qui existait déjà, en créant de la matière vivante, production dont elle seule a le secret. Elle ramène ou tend à ramener le système vivant à l'état normal ; elle produit des révolutions salutaires ou des crises utiles. Des milliers de faits viendraient déposer en faveur de cette puissance ou faculté médicatrice.

Mais l'observation clinique démontre aussi, dans maintes circonstances, l'imperfection et la faiblesse de ce pouvoir livré à lui-même. Dans les maladies, la force vitale se livre souvent à des efforts irréguliers qui ne concordent pas avec les besoins de l'économie. Les actes auxquels elle donne lieu ne tendent pas suffisamment vers le but désirable, ou bien ils le dépassent. Elle crée des lésions nouvelles ; elle aggrave le mal primitif ; elle réagit contre lui avec une intensité tantôt trop faible, tantôt trop grande, tantôt utile, tantôt fâcheuse ; elle donne, suivant les cas, la santé et la mort.

Les uns ont trop exagéré, d'autres ont trop rapetissé ce pouvoir médicateur. La vérité se trouve entre ces deux extrêmes. Le précepte *quò natura vergit eò ducendum* n'est donc pas toujours exact. Stahl et ses disciples ont beaucoup trop compté sur la puissance médicatrice ; ils ont fait une part exagérée aux méthodes naturelles de traitement. D'après Barthez, Hippocrate lui-même a commis cette faute : « dans le traitement des maladies aiguës, il s'est trop borné aux méthodes naturelles ou qui se rapportent uniquement à la puissance médicatrice de la nature. Mais de semblables erreurs sont le tribut que les inventeurs dans les sciences paient à la faiblesse de l'esprit humain (1). » Fréd. Bérard loue Barthez d'avoir

---

(1) Barthez. Discours sur le génie d'Hippocrate.

« restreint sagement leur domaine aux cas où la nature a
une tendance manifeste à affecter une marche réglée et salutaire (1). » Il faut toujours surveiller, tantôt favoriser,
tantôt combattre les tendances de la nature. Dans la
rage, dans le cancer, dans l'épilepsie, dans la plupart des
maladies chroniques, la force médicatrice reste au moins
impuissante ou inerte. Il en est plusieurs qui sont de nature à se prolonger indéfiniment ou à ruiner les forces,
et à amener promptement la mort. M. Lordat, s'adres-
sant à Cayol et aux ultra-naturistes, s'exprime en ces
termes : « Ne présenter une maladie que comme une réaction médicatrice de la force vitale, n'est-ce pas heurter
contre les faits les plus communs ? » Un peu plus loin,
il s'écrie : « Quand on a réfléchi sur la pathologie, je ne
sais pas comment, en voyant des individus atteints, l'un
de choléra, l'autre de scorbut, un troisième de plique,
un quatrième de l'épidémie insolite de Scherliévo, un
cinquième de cancer, un sixième de lèpre grecque, un
septième d'éléphantiasis, un huitième de mal d'Alep, un
neuvième d'une fièvre intermittente pernicieuse......,
on a le courage de dire, dans chacun : voilà l'*action
provocatrice* qui a atteint l'individu ; voilà les symptômes qui sont les *réactions* contre la provocation, et
voilà en même temps les moyens qui viennent dissiper
tant de maux et rendre la santé à ces malheureux...! (2) »

Concluons que la méthode naturelle occupe une large
place en thérapeutique, mais qu'elle ne doit pas l'ab-
sorber en entier. Les iatro-mécaniciens, les iatro-chi-

(1) Fréd. Bérard. Doctrine médicale de Montpellier, p. 119.
(2) Lordat. Rappel des principes doctrinaux de la constitution de
l'homme, etc., pages 465 et 468.

mistes , les anatomo-pathologistes et les organiciens ont
eu généralement le tort d'en méconnaître les services et
l'importance.

Appliquer cette méthode , ce n'est pas se condamner
à une inaction systématique , et rester les bras croisés
en présence de l'évolution de la maladie. Les fièvres
éruptives simples sont généralement traitées à l'aide de
cette méthode qui est loin d'être inactive. La diète , le
repos au lit, etc., sont des remèdes qui ont leur puissance. D'ailleurs, le praticien est là pour combattre les
circonstances qui peuvent entraver l'action de la force médicatrice, pour la mettre dans les meilleures conditions,
pour apaiser un symptôme prédominant , pour donner
aux tendances naturelles une mesure convenable , pour
user enfin de tous les moyens propres à favoriser une
terminaison heureuse.

Le fait de la guérison spontanée d'un certain nombre
de maladies explique la réputation usurpée d'une foule
de remèdes inutiles, nuisibles même , et les succès, aux
yeux du public, de tant de médicastres sans dignité
et sans instruction ! La variabilité et l'absence de cette
tendance naturelle de l'économie vers la santé sont souvent la seule cause qui puisse rendre compte de l'ineffi-
cacité accidentelle des traitements les plus rationnels et
habituellement les plus heureux.

Le vrai praticien imbu des principes du vitalisme hippocratique fait une juste part à l'action de la nature et
à celle de l'art dans le traitement des maladies : lui seul
est en état de bien peser les avantages et les inconvénients de son intervention, les indications et les contre-
indications des moyens hygiéniques , pharmaceutiques
et chirurgicaux. Il calcule les chances défavorables de

la marche naturelle de la maladie et les effets du remède.
Primùm non nocere, telle est sa devise. Il ne déploie
pas de grands moyens pour s'opposer à une maladie légère, ni à celles qui tendent naturellement à une heureuse solution par le développement successif et régulier
de leurs symptômes ; il distingue les actes morbides favorables de ceux qui ont une tendance funeste ; il favo-
rise les premiers et il combat les seconds.

« Les méthodes naturelles sont de rigueur, dit M. Lordat,
lorsque la maladie peut être considérée comme une fonction destinée à combattre une cause morbifique qu'il n'est
pas en notre pouvoir de détruire ; à moins que cette fonction, par son anomalie, ne risque de devenir ruineuse pour
les forces (1). » Elles conviennent, au même titre, dans
les maladies qu'il est dangereux de *supprimer*, comme
certains catarrhes bronchiques chez les vieillards, de
vieux ulcères, d'anciennes éruptions parfaitement tolé-
rées, etc. La fièvre tierce du printemps joue parfois un
rôle utile par rapport à des états morbides préexistants.
L'eczéma est souvent *dépurateur* chez les enfants. La
suppression des hémorrhoïdes peut être suivie de graves
accidents ; celle d'un exutoire a souvent le même résultat.
Dans certains cas, la fistule à l'anus exerce une révulsion
favorable dans la phthisie pulmonaire : ce sont d'utiles
incommodités qu'il faut savoir respecter dans certaines
limites.

L'art agit dans le sens de la nature quand il se borne
à l'épier dans sa marche ou bien à la favoriser, à l'en-
courager, à la modérer. Il laisse à la force médicatrice

(1) Lordat. Expos. de la doctr. méd. de Barthez, p. 295.

le principal honneur de la cure. Ailleurs son rôle est plus actif : il prévient, il jugule la maladie, il la combat dans son principe, il lutte contre elle avec vigueur et corps à corps, il lui barre le passage, il en abrége la durée, il la décomplique, il la simplifie ; il réveille, il régularise la force médicatrice, en détruisant toutes les entraves qui empêchaient son action salutaire. Il opère lui-même ce que fait la nature dans les cas où elle guérit ; il a recours à des agents perturbateurs, à des moyens spécifiques dont le mode d'action est occulte, mais dont l'expérience a sanctionné l'utilité.

Ce sont ces considérations qui ont amené Barthez à créer plusieurs ordres de méthodes thérapeutiques et à les distinguer en *naturelles, analytiques* et *empiriques*. Ces dernières comprennent les *imitatrices*, les *perturbatrices* et les *spécifiques*.

Cette classification de Barthez est trop connue et trop célèbre pour que j'aie besoin d'en définir les principaux termes. De même que la plupart de nos classifications, elle n'est pas rigoureusement irréprochable, mais elle est utile, malgré ses imperfections. Je n'ai pas à reproduire et à apprécier ici les objections formulées contre elle ; il me suffit de constater qu'elle n'est pas indigne du génie de l'auteur.

Le Professeur d'Amador distinguait les méthodes thérapeutiques en *naturelles* ou *expectantes,* en *imitatives* ou *analogiques,* et en *antagonistes.* J'ai dit en quoi consistent les premières; elles conviennent dans les cas où la nature se suffit à elle-même pour opérer la guérison. Les deux autres diffèrent suivant que l'art intervient en imitant la nature, c'est-à-dire en agissant dans le sens même de la maladie, ou bien en la contrariant. Selon d'Amador, les

méthodes *analogiques* renfermeraient aussi les remèdes
spécifiques ; elles sont basées sur le principe *similia similibus curantur*. Les *antagonistes* reposent sur le principe
opposé *contraria contrariis*.

 La discussion de la valeur relative de ces classifications
ne rentrant pas directement dans mon sujet , je me bornerai à dire que l'esprit de notre thérapeutique toujours
basée sur les indications consiste tantôt dans une sage
et prudente expectation , tantôt dans l'application des
moyens propres à réveiller et à régulariser les effets médicateurs , ou bien à contrarier la tendance naturelle de
la maladie quand elle est fâcheuse, en la combattant en
bloc ou par fragments , quand il est impossible de faire
autrement , à l'aide des moyens les mieux appropriés :
spécifiques , perturbateurs , toniques , excitants , narcotiques, débilitants , antipériodiques, révulsifs et dérivatifs , etc. Le traitement d'une seule maladie exige souvent l'association de ces diverses méthodes.

En thérapeutique comme en pathologie , nous tenons
compte de l'état des solides , des liquides et des forces
et de l'ensemble des données de l'observation clinique.
« Notre doctrine, comme l'a établi Barthez, n'exclut aucune des vues qui sont essentielles pour reconnaître,
perfectionner et multiplier utilement toutes les méthodes
que l'art de guérir peut embrasser dans le traitement des
divers genres de maladies (1). » Tout en admettant *la loi
des semblables* dans nos méthodes *naturelle* et *imitative* ,
nous ne l'exagérons pas comme les homœopathes, dont la

---

(1) Barthez. Nouv. élém. , etc., t. I , p. 45.

pratique se réduit, selon nous, à un naturisme outré (1).
L'aphorisme *vomitus vomitu curatur* n'est vrai que dans
les cas où le *vomissement* est un des actes curateurs de
la maladie, comme dans l'indigestion, dans l'état gastrique bilieux, où il est l'expression d'un effort de la
nature contre la maladie. L'analogie entre l'état morbide
et l'action du remède est plus apparente que réelle. Le
vomissement n'*indique* pas un émétique dans la gastralgie, dans la gastrite, dans le cancer de l'estomac.
Nous remontons à la cause du symptôme, et nous combattons alors l'affection morbide en vertu de la *loi des
contraires.* C'est ainsi que nous administrons les narcotiques contre l'élément *douleur,* les antiphlogistiques
dans l'inflammation, les toniques dans l'adynamie, les
antispasmodiques contre le spasme, etc.; dans d'autres
circonstances, les astringents, les antipériodiques, etc.
D'autres systèmes de traitement fondés sur l'emploi des
spécifiques, des altérants, etc., ont pour but d'introduire
dans l'économie une modification toute *spéciale,* également inexplicable par les deux principes *contraria contrariis* et *similia similibus.*

Il existe de nombreuses sources d'indications thérapeutiques; mais toutes n'ont pas une égale valeur et ne
méritent pas la même confiance. Elles se déduisent de la
notion de l'ensemble des circonstances relatives à la maladie, au malade et au milieu qui l'entoure, c'est-à-dire
de l'étiologie, des symptômes, du type, des périodes,
de la marche de la maladie, de l'état des forces, des

---

(1) Je sais bien que l'homœopathie s'appuie sur d'autres principes
dont elle proclame la réalité et l'importance ; mais leur discussion
serait ici déplacée.

effets du traitement antérieur, du siége, et, par-dessus tout, de la nature expérimentale de l'état morbide.

J'ai déjà dit en quoi consiste cette *nature expérimentale; je* n'ai donc pas à y revenir. Il me suffit de poser en principe que, d'une manière générale, les *indications majeures* dérivent de la considération de la nature des maladies et de l'état des forces du sujet.

Le diagnostic de la nature bilieuse, inflammatoire, adynamique, périodique, catarrhale, spasmodique, scrofuleuse, syphilitique, dartreuse, etc., d'un état morbide n'emporte-il pas avec lui un enseignement thérapeutique de la plus haute valeur? Cette notion étant bien établie, les indications coulent de source, et on n'a plus qu'à avoir recours aux moyens les mieux appropriés à leur nature, c'est-à-dire aux antibilieux, aux antiphlogistiques, aux toniques, aux préparations de quinquina, aux mercuriaux, etc. Voilà pourquoi nous nous efforçons de donner au diagnostic clinique toute l'étendue, toute la profondeur et toute la précision qu'il comporte dans la détermination de la nature expérimentale des maladies.

Les affections morbides ne sont pas toujours dans un état de simplicité ou d'isolement n'exigeant qu'un seul ordre d'indications thérapeutiques. Plusieurs sont *composées* de deux, de trois et même de quatre éléments principaux; d'autres sont *compliquées*. L'intervention d'une analyse minutieuse, habile, pénétrante, est donc indispensable pour débrouiller avec fruit, dans ce chaos de phénomènes pathologiques, les indications curatives.

« L'application de l'analyse à la médecine, dit le Prof^r Ch.-L. Dumas, ne consiste point, comme on semble le croire, dans la formation arbitraire des classifications

nosologiques et des cadres de maladies que l'on a tant
multipliées de nos jours. La plus grande utilité que la
médecine puisse retirer de l'analyse est de séparer les
affections simples et primitives dont les maladies connues
offrent des réunions et des combinaisons plus ou moins
compliquées, de suivre l'ordre et l'enchaînement de ces
affections simples, de fixer l'importance de chacune, et
de remonter, s'il est possible, à celles qui, étant les
premières et les plus essentielles, contiennent les principes et les véritables sources de toutes les autres (1). »
    Nous pensons, comme Dumas, qu'il ne faut pas se
contenter d'un diagnostic nominal, c'est-à-dire de la
détermination de l'espèce nosologique. Nous poussons
plus loin nos investigations analytiques dans le but de
reconnaître, dans chaque maladie *composée* et *compliquée*,
les *éléments* constitutifs ou les actes morbides d'où dérivent les indications principales. Nous remontons à la
notion du phénomène morbide initial ; nous distinguons
l'élément primitif ou générateur de l'élément consécutif,
pour établir la véritable pathogénie de l'état morbide et
les indications qui en émanent.
    Quelques développements sont ici nécessaires pour
montrer l'importance pratique de l'analyse clinique au
point de vue des indications que suggère la détermination
de la nature expérimentale des maladies, et pour établir
la principale cause de quelques dissidences qui règnent
dans notre École sur ce point de doctrine.
    « L'analyse clinique, dit Rouzet, entrevue et pratiquée
par tous les grands médecins, n'a été dogmatiquement
présentée que par l'École de Montpellier, Barthez en tête ;

---

(1) Ch.-L. Dumas. Doctr. génér. des maladies chroniques, p. 351.

il ne serait donc pas étonnant qu'elle fût encore très-imparfaite, malgré les améliorations successives de MM. Berthe, Dumas, Lordat, Bérard, et des derniers élèves de cette Faculté. Mais on entrevoit que cette marche doit conduire à l'établissement de la thérapeutique dogmatique, et il n'est pas étonnant, dès lors, que chacun s'efforce d'ouvrir des routes plus sûres pour arriver à ce grand et utile résultat (1). » C'est effectivement ce qui a eu lieu. Les travaux récents de MM. Golfin, Estor, Alquié, Jaumes, etc., ont agrandi le domaine de l'analyse clinique et aplani quelques difficultés inhérentes à son application.

Barthez, Dumas et M. Lordat ont poussé l'analyse plus loin que Bérard et Rouzet. Les premiers se sont attachés à découvrir les *affections élémentaires* qui entrent dans la formation des états morbides *composés;* au contraire, Bérard et Rouzet, plus timides, craignant de *détruire* au lieu de *diviser*, ont trouvé plus prudent et plus sage de se borner à la détermination des espèces morbides *simples* ou *composées, élémentaires* ou *non élémentaires*.

Dans l'*inflammation*, par exemple, Bérard et Rouzet ne voient qu'un *élément*; tandis que Barthez, Dumas, M. Lordat, M. Golfin, M. Jaumes, la considèrent comme composée de trois *éléments* ou *affections élémentaires*, savoir : la *douleur*, la *fluxion* et la modification particulière de la plasticité que Barthez appelait *phlogose*. Ils indiquent les proportions respectives de ces trois éléments, et ils les signalent à la thérapeutique pour les constituer bases d'indications majeures : distinctions

(1) Note de Rouzet, à la page 290-91 de l'ouvrage de Dumas, cité plus haut.

éminemment utiles malgré les assertions contraires de Bérard et de Rouzet. Sans doute l'*inflammation* est souvent combattue en bloc par les antiphlogistiques ; mais souvent aussi la prédominance de la *douleur*, de la *fluxion* et de l'altération de la *plasticité* offre des indications spéciales dont un traitement rationnel fait justice.

« Barthez me paraît avoir commis l'erreur fondamentale, dit Bérard, d'avoir considéré comme éléments de maladies tous les divers actes qui constituent une même affection : ainsi, par exemple, dans une inflammation, il prend pour ses éléments, dans tous les cas, la douleur, la fluxion, l'irritation phlogistique (1). Je craindrais beaucoup que la doctrine, si l'on s'obstinait à lui donner ce sens, ne fût jamais reçue par les esprits sévères qui ont une juste appréhension des abstractions métaphysiques, et qui ne redoutent rien tant qu'un système qui consacrerait, par la philosophie la plus relevée, la médecine symptomatique, la plus mauvaise de toutes les médecines (2). » Bérard n'a pas été heureux dans le choix de son exemple. Les arguments qu'a fait valoir Rouzet à l'appui de l'inflammation considérée comme un *élément morbide indécomposable* ne sont pas plus solides (3). Bérard a raison de protester contre l'abus d'une analyse qui établirait dans les maladies autant d'éléments que de symptômes principaux. Mais commet-on cette faute

---

(1) Ai-je besoin de rappeler que l'inflammation locale ne doit pas être confondue avec l'élément inflammatoire? Celui-ci peut exister sans le premier, et réciproquement.

(2) Fréd. Bérard. Doctr. méd. de Montpellier, p. 123.

(3) Voir la note de la page 284-85 du tome I des *Maladies chroniques*, de Dumas.

134

quand on se borne à déterminer les actes morbides principaux ou les éléments dont la combinaison forme la totalité de l'affection pathologique, actes morbides élémentaires qui constituent souvent autant de sources distinctes d'indications? Ici, comme dans d'autres maladies, cette opération mentale est nécessaire; elle donne la clef de la thérapeutique (1). Du reste, Bérard se corrige lui-même, du moins en partie, en écrivant ailleurs : « Quant aux phlegmasies, il est incontestable qu'elles ne diffèrent pas seulement par le siége et par le degré, mais qu'elles peuvent différer encore par leur nature, par leur combinaison avec d'autres états morbides qui les déterminent ou les compliquent (2). » Comment eût-il pu établir cette importante distinction s'il n'avait pas pénétré, au moyen d'une savante analyse, dans l'étude intime des phlegmasies ?

Si Bérard n'a pas suffisamment utilisé le flambeau de l'analyse dans la recherche des maladies *composées*, il a

---

(1) Qu'est-ce qu'un élément ou une affection essentielle, se demande Bérard ? c'est un sujet d'indication majeure; ce n'est pas autre chose (*a*). » Cette phrase de Bérard contient une double erreur, et le met en contradiction avec lui-même. Ailleurs, en effet, il définit l'élément un état morbide ou une affection simple, indécomposable, n'offrant qu'un seul ordre d'indications. Mais toute indication majeure ne dérive pas nécessairement et exclusivement de la notion de l'élément morbide. Les causes, les symptômes, etc., peuvent fournir des indications majeures. Si tout sujet d'indication majeure était un élément, la doctrine des *éléments* serait sans homogénéité et n'aurait plus de raison d'être.

(2) Bérard. Application de l'analyse à la médecine pratique, pag. 399.

(*a*) Doctr. méd. de Montpellier, p. 122.

du moins reconnu et précisé avec une remarquable habileté les principaux éléments des maladies *compliquées* et les indications qu'ils fournissent, suivant leur degré de priorité, d'importance et d'intensité. Malgré le défaut que je signale et quelques légères taches, le livre des *Applications de l'analyse à la médecine pratique* brille par la lucidité de l'exposition, par la profondeur des aperçus et par une heureuse sagacité dans l'investigation des faits cliniques.

La chlorose est une entité morbide distincte ; personne ne le conteste. Est-elle une maladie simple ? Là-dessus, les opinions se divisent. Pour nous, elle est composée de trois éléments principaux, savoir : l'atonie, l'état nerveux, et l'altération particulière de la force plastique caractérisée surtout par le manque de globules sanguins. Les indications thérapeutiques sont loin d'être les mêmes selon que l'un ou l'autre de ces éléments prédomine.

Dans la constitution de la dysenterie, l'analyse clinique démontre trois éléments principaux : la douleur, le spasme, la fluxion du gros intestin, avec ou sans état fébrile. L'inflammation et l'ulcération s'y joignent habituellement, quand elle est grave. Suivant la prédominance relative de ces divers modes morbides, on insistera plus ou moins sur les narcotiques, les antispasmodiques, les antifluxionnaires. Le traitement doit différer aussi suivant la nature de la fièvre qui complique, aggrave et domine, à certains égards, les phénomènes dysentériques. Cette fièvre peut être périodique, bilieuse, catarrhale, inflammatoire, ataxique, adynamique, putride, et même catarrhale-bilieuse, inflammatoire-bilieuse, etc. ; les principales indications se déduiront alors de la nature et de l'intensité de ces divers états fébriles. En traitant, d'une manière convenable, les états biliex, inflammatoire, catarrhal, périodique, ataxique, etc., les phénomènes locaux de la dysenterie ainsi simplifiés se dissipent plus vite et plus aisément.

Voyez l'affection catarrhale : elle est tantôt fébrile, tantôt apyrétique. Sans cesser d'être affection catarrhale, elle offre tantôt un éréthisme nerveux spécial très-marqué; tantôt c'est la fluxion qui domine, tantôt la viciation de la sécrétion des muqueuses. Les indications thérapeutiques ne sauraient donc être toujours les mêmes dans cette maladie.

La gastralgie est tantôt caractérisée par la douleur qui en constitue le seul élément ; d'autres fois la douleur coexiste avec l'élément atonie, avec le spasme, avec le trouble des sécrétions gastro-hépatiques, avec l'éréthisme sanguin. En voilà bien assez pour montrer la nécessité de l'analyse clinique. Un traitement toujours identique institué contre une gastralgie quelconque ne serait-il pas tout-à-fait irrationnel ?

Les considérations que j'ai développées plus haut relativement aux diverses espèces de pneumonies et d'apoplexies, montrent avec la même évidence les services de l'analyse clinique, au double point de vue du diagnostic et des indications thérapeutiques.

Le traitement de la phthisie pulmonaire tuberculeuse varie suivant la présence ou l'absence de la fièvre, suivant la prédominance de l'éréthisme nerveux, de l'élément catarrhal, de la fluxion hémorrhagique, de l'état scrofuleux, de l'inflammation qui accompagne l'évolution des tubercules, etc.

Une foule de névroses consistent en un mélange confus et variable de spasme et d'atonie. Il importe de faire à l'un et à l'autre une juste part ; sinon une médication trop active instituée contre le spasme augmente l'atonie, et réciproquement. Ici encore une bonne analyse clinique est la principale base des indications. J'en dirai autant pour le rhumatisme, pour les fièvres typhoïdes et pour d'autres états morbides.

On rencontre, tous les jours, des fièvres intermittentes paludéennes associées à un état gastrique bilieux. Elles offrent deux indications principales réalisées surtout par l'emploi des vomitifs et des antipériodiques. Mais par où débutera-t-on ? Faut-il détruire d'abord l'état bilieux ou l'état périodique ? On se comporte différemment, suivant les cas. Si la fièvre intermittente est pernicieuse, la première indication, la plus urgente est sans contredit celle de l'antipériodique. La fièvre intermittente est-elle exempte de perniciosité, il faut tout d'abord détruire, par les moyens ordinaires, l'état gastrique bilieux. La maladie périodique une fois décompliquée sera plus facile à disparaître. Souvent même la fièvre périodique est sous la dépendance de l'état gastrique-bilieux. Le traitement de celui-ci détruit en même temps celle-là. L'observation journalière montre l'utilité de semblables distinctions.

L'analyse joue donc un rôle éminent dans la détermination de la nature expérimentale des maladies et des indications qui s'y rattachent. Elle différencie les affections simples ou élémentaires les unes des autres ; elle découvre les éléments qui entrent dans la constitution des maladies compliquées et des maladies composées ; elle apprécie leur importance relative ; elle établit ainsi les indications principales et accessoires qu'elles présentent.

Mais notre tâche ne se borne pas à bien poser les indications ; il faut aussi les remplir. La nature expérimentale du cancer, de l'épilepsie, de la tuberculisation, etc., nous est connue; tandis que les moyens nous manquent pour déférer utilement aux indications qu'elle suggère. Il ne suffit pas d'établir ce qu'il y a à faire ; il faut, de plus, atteindre le but. Malheureusement nous n'avons guère que des remèdes palliatifs à opposer à ces maladies et à plusieurs autres. Le traitement déduit de leur nature n'est donc pas toujours efficace, et nous sommes forcés d'aller puiser à d'autres sources.

En second lieu, les indications thérapeutiques tirées de la notion des éléments constitutifs d'une maladie composée sont souvent accessoires ou de peu d'importance. Pour triompher d'elle, il faut la combattre dans son ensemble. On n'agit pas autrement dans la syphilis, dans l'affection paludéenne, etc. La chimie nous apprend qu'un composé binaire, ternaire ou quaternaire a souvent des propriétés toutes différentes de celles de chacun des éléments qui le composent. Il en est de même en pathologie. Les maladies composées ne consistent pas en un simple mélange des éléments dont l'analyse clinique les trouve formées. Attaquer ceux-ci séparément à l'aide des moyens qu'on leur oppose quand ils sont isolés, ce n'est pas détruire dans sa totalité la maladie composée.

Quelques exemples suffiront pour le prouver : le choléra épidémique nous offre la réunion de quatre actes morbides principaux : le spasme, l'hypersécrétion des follicules muqueux du tube digestif, le trouble de l'hématose et de la calorification. Ces distinctions cliniques nous donnent-elles la formule d'un traitement bien efficace? Dans la syphilis, nous trouvons les éléments fluxion, ulcération, douleur, etc. ; dans l'intoxication paludéenne, la fièvre, la fluxion, la périodicité; etc.

L'analyse a beau morceler et disséquer ces maladies, elle n'en atteint pas le fond. Le mercure et le quinquina les détruisent dans leur ensemble : or, l'application de ces moyens n'est nullement basée sur l'analyse des éléments constitutifs de la syphilis et de l'affection paludéenne. Dans ces maladies, il y a autre chose que ce que l'analyse découvre ; la *spécificité* constitue leur principal caractère. Ce sont des faits de cette nature qui rendaient Bérard si circonspect dans le maniement de l'analyse. La pensée suivante appliquée au choléra, à la syphilis, à l'affection paludéenne est donc profondément vraie : « considérée » sous ce point de vue, l'analyse n'est plus le moyen de » connaître les choses, mais seulement de les décomposer, » comme par plaisir, et de plier les faits de la nature à des » opinions systématiques (1). » Malheureusement Bérard fait allusion à l'inflammation et au catarrhe, et non aux maladies ci-dessus, ce qui est bien différent. Il n'a pas su tirer de l'analyse tout le parti possible, mais il a signalé avec autant de vigueur que de justesse les inconvénients de son abus.

L'état des forces, ai-je dit, est encore une source d'indications majeures. On ne saurait le nier. Quels que soient le siége et la nature de la maladie, cette considération prime souvent toutes les autres. Qu'on ait affaire à une phthisie, à un cancer, à une cachexie quelconque, à une fièvre adynamique, etc., l'indication est toujours de relever les forces quand elles sont affaiblies. Dans d'autres cas, il faut, au contraire, les modérer, les diminuer, les régulariser, en tenant toujours compte, bien entendu,

---

(1) Bérard, applicat. de l'analyse, p. 416.

de la nature de la maladie, de ses périodes, de l'âge, du sexe, de la constitution, etc. Le médecin doit mettre en parallèle l'intensité et la longueur présumée de la maladie avec l'état des forces du sujet. La faiblesse peut accélérer la mort ou retarder la guérison, en s'opposant aux efforts curateurs de l'économie. Beaucoup d'états morbides, notamment les fièvres, les inflammations, sont aggravés par l'augmentation des forces ; les réactions deviennent trop impétueuses ; elles menacent l'existence. La perversion des forces peut exister seule ou bien être associée à leur augmentation ou à leur diminution. Des cas de cette nature réclament toute l'attention du praticien. Il importe, au plus haut degré, d'administrer à propos et dans une mesure convenable, soit les toniques et les excitants, soit les débilitants. La confusion entre l'oppression et la résolution des forces aboutirait à une thérapeutique funeste. Il faut remonter à la cause qui produit les apparences de la faiblesse ou l'oppression des forces. C'est tantôt la violence d'une phlegmasie locale, tantôt un état spasmodique, tantôt un état gastrique bilieux. Les signes de l'oppression cessent quand la cause a été habilement combattue à l'aide d'une saignée, d'un vomitif, d'une potion antispasmodique, suivant les cas.

L'étiologie est une mine féconde en indications. Celles qui proviennent de la notion des causes *déterminantes* sont les plus précieuses. Les causes *occasionnelles* ne suggèrent presque toujours que des indications accessoires. Les *prédisposantes* offrent tantôt des indications accessoires, tantôt des indications principales.

L'adage *sublatâ causâ tollitur effectus* n'est applicable qu'aux causes *déterminantes*; elles seules légitiment dans toute son étendue le précepte *causis exoritur curatio*. Un corps étranger a produit une solution de continuité, il est resté dans la plaie; l'indication principale est de l'extraire. L'encombrement a donné lieu au typhus dans une salle d'hôpital; non-seulement il l'a déterminé, mais encore il l'entretient, il l'aggrave; en outre, les émanations du typhus-contribuent pour une large part à la viciation de l'air et rendent la maladie éminemment contagieuse; l'indication de renouveler l'air, d'assainir la salle et d'éparpiller les malades est urgente. La fièvre intermittente guérit beaucoup plus aisément dans une localité saine que dans le foyer marécageux où elle a été engendrée. Un poison vient d'être ingéré; il faut l'expulser au moyen du vomissement ou le neutraliser dans l'estomac. Un virus est introduit dans une plaie; la première indication est de le détruire sur place et de prévenir son absorption. L'hérédité, les prédispositions morbides, les diathèses, l'âge, le sexe, le tempérament, la constitution, les professions, le régime alimentaire, l'habitation, etc., fournissent aussi des indications fort utiles. Un rhumatisme s'est déclaré dans un rez-de-chaussée froid et humide; il résiste parfois avec opiniâtreté à un traitement rationnel; il suffit, pour en venir à bout, de transporter le malade à un étage supérieur, de le soumettre à l'influence d'une atmosphère chaude et sèche. Ailleurs, c'est surtout le changement de la profession, du climat, des conditions sociales que le médecin doit rechercher en vue de la guérison. Mais il n'est pas toujours permis de s'attaquer à la cause, soit parce qu'elle a déjà produit tout son effet, soit à raison de la pénurie de nos moyens pour en triompher. Souvent même notre rôle doit se réduire à favoriser les mouvements de la nature qui tendent à affaiblir ou à annihiler l'action de la cause malfaisante.

La *pathogénie* commence avec la *cause prochaine* ou *efficiente* de la maladie ; elle poursuit l'étude du fait morbide depuis son phénomène initial jusqu'à son entière évolution. Elle s'occupe donc d'une série d'enchaînements de causes et d'effets pathologiques dont la notion éclaire la *nature expérimentale* de la maladie et suggère de nombreuses indications thérapeutiques. N'est-ce pas la pathogénie qui nous apprend si tel ou tel état morbide est idiopathique, symptomatique ou sympathique, réactif ou affectif, diathésique ou non diathésique ? L'hydropisie, l'hémorrhagie, l'asthme, l'aménorrhée, la fièvre et une foule d'autres affections peuvent être tour à tour idiopathiques, symptomatiques, sympathiques. Leur traitement repose en grande partie sur cette distinction. Le caractère symptomatique d'une hydropisie, par exemple, étant reconnu, il importe de savoir quel est l'état morbide dont elle dépend. Provient-elle d'une lésion organique du cœur, d'une cirrhose, d'une dégénérescence des reins, etc., l'indication diffère suivant le cas. La névralgie faciale est souvent sympathique d'un embarras gastrique ; d'autres fois c'est le contraire qui a lieu. Si vous ne distinguez pas le phénomène primitif du phénomène sympathique, si vous combattez d'abord le second au lieu de détruire le premier, vous agirez en pure perte et contre les règles d'une bonne thérapeutique. En nous révélant jusqu'à quel point la fièvre est dépendante ou indépendante d'une altération locale, en nous faisant connaître sa tendance utile ou funeste, en établissant l'identité ou la différence d'origine de deux ou de plusieurs actes morbides, en indiquant la date de leur apparition et l'influence qu'ils exercent l'un sur l'autre, la pathogénie n'est-elle pas éminemment utile à la thérapeutique ;

ne nous apprend-elle pas dans quels cas le traitement
doit s'adresser à l'ensemble de l'économie plutôt qu'à
l'altération locale ; dans quel cas il convient de respecter,
de modérer ou d'éteindre le mouvement fébrile ou tout
autre phénomène morbide ? Elle apprécie ce qu'il y a
d'insuffisant, d'exagéré ou de déréglé dans les actes médicateurs du système ; elle distingue les crises utiles des
crises nuisibles, les coïncidences des complications, etc.

Certains symptômes suggèrent des indications principales ; d'autres n'en fournissent que de très-secondaires
et de très-variables. La douleur et l'hémorrhagie peuvent
tuer par leur intensité, quelles que soient leurs causes.
Faire cesser la douleur, faire cesser l'hémorrhagie, voilà
quelle est alors l'indication la plus essentielle. Le praticien doit donc chercher avant tout à atténuer ces graves
symptômes, en évitant toutefois de les considérer comme
étant le fond de la maladie, et de négliger le fait principal
pour un fait secondaire. Quand le diagnostic est obscur
ou que le traitement fondamental de l'état morbide est
au-dessus des ressources de l'art, on est souvent réduit
à une médication palliative basée sur la prédominance
des principaux symptômes. Nous devons soulager quand
il ne nous est pas donné de guérir. Mais, en règle générale, mieux vaut s'adresser à la cause du symptôme
qu'au symptôme lui-même.

Quelles différences dans les indications relatives à
l'aménorrhée, suivant qu'elle se rattache à la chlorose,
à la grossesse, à l'âge critique, à la pléthore, au spasme,
à l'atonie, à une occlusion du col utérin, etc.! N'en est-il
pas de même pour l'hémorrhagie, la toux, la dyspnée,
l'expectoration, la diarrhée et la plupart des autres
symptômes? Combien il serait préjudiciable de confondre

le symptôme, simple effet de la maladie, avec celui qui
provient des actes morbides qui tendent à la détruire!
Combattre les symptômes sans s'attacher à déterminer
leurs causes, leurs effets, leur tendance, leur gravité
relative, le danger possible de leur suppression, ce
serait se jeter en aveugle dans un grossier et fâcheux
empirisme.

J'ai montré quelle est la part de la symptomatologie
et de l'anatomie pathologique dans la détermination de la
nature des maladies; à ce titre, elles concourent puissamment, quoique d'une manière indirecte, à la formule des
indications thérapeutiques. On peut en dire autant de la
notion du type, du siége et des complications.

Le type n'indique pas par lui-même; mais il devient
sujet d'indication par la lumière qu'il jette sur la nature
de l'état morbide.

La notion du siége est surtout utile en ce que, sans
changer le fond des indications tirées de la nature de
la maladie, elle modifie l'intensité de la médication et
l'approprie à l'importance de l'organe affecté. Ainsi l'inflammation des méninges, de l'endocarde, du poumon,
du péritoine, exige un traitement antiphlogistique plus
actif que le phlegmon du tissu cellulaire sous-cutané.
En outre, le même état morbide peut produire des altérations différentes suivant son siége, et ces altérations
sont le point de départ d'indications spéciales dont il faut
tenir compte.

La connaissance du siége du mal guide dans l'application des révulsifs et des dérivatifs; elle est, en général,
moins utile dans les maladies affectives que dans les
réactives.

Le traitement de la plupart des maladies diffère suivant

leurs périodes. La fièvre intermittente ne réclame pas les mêmes moyens dans les trois stades de l'accès et dans l'intervalle apyrétique. Le mercure et l'iodure de potassium ne conviennent pas, au même degré, dans les diverses phases de la syphilis. Dans les premiers jours d'une affection bilieuse, le vomitif est indiqué; le purgatif convient mieux plus tard. Les antiphlogistiques et les débilitants qu'exige une phlegmasie dans les périodes d'augment et d'état ne sont plus applicables dans son déclin et pendant la convalescence.

Ces vérités sont tellement connues, qu'il serait superflu d'insister davantage. Inutile d'ajouter aussi que les bons ou les fâcheux effets obtenus par un traitement antérieur sont de nature à montrer au thérapeutiste la voie dans laquelle il doit s'engager. La notion des divers genres de crises (hémorrhagies, sueurs, diarrhées, flux urinaires, etc.) qui jugent habituellement telle ou telle maladie, ne lui est pas moins indispensable.

Les altérations physiques et chimiques déterminées par l'état pathologique méritent, à leur tour, un examen attentif. Combien d'infirmités, combien de vices de conformation ne sont-ils pas palliés ou détruits par des appareils dont le mode d'action est principalement *physique*! Il suffit de songer aux gibbosités, à la claudication, aux fractures, aux hernies, aux descentes de l'utérus, aux varices, aux contractures, aux rétrécissements, etc., pour en être convaincu. La chimie, en éclairant l'étiologie, la pathogénie et la symptomatologie, suggère parfois de précieuses indications. La magnésie est employée contre l'excès d'acidité du suc gastrique; le bi-carbonate de soude contre la gravelle due à l'excès d'acide urique. Le régime végétal remédie aux fâcheux effets de l'abus d'une alimentation trop azotée; les féculents sont exclus quand la tendance de l'économie à les transformer en glucose est trop prononcée, comme dans le diabète sucré. L'emploi des contre-poisons dérive, en grande partie, de notions chimiques. Il ne faudrait pourtant pas s'étayer de faits de cette nature pour conclure à l'omnipotence de la chimie dans l'établissement des indications. *Chemia est optima medicinæ ancilla, domina pessima.* Dans un grand nombre d'états morbides, elle est inapte à apporter la moindre indication; dans d'autres, son application abusive n'a abouti qu'à des médications impuissantes ou dangereuses.

On le voit, nous instituons le traitement, de même que le diagnostic, d'après l'ensemble des données de l'observation médicale. Chercher les indications thérapeutiques partout où elles se trouvent; faire une part convenable à la puissance de l'art et à celle de la nature; mettre en présence leurs avantages et leurs inconvénients respectifs, voilà notre règle. Nous avons pour principe de bien peser l'importance relative des troubles fonctionnels et des altérations organiques, de l'état général et de l'état local, des altérations physico-chimiques et des altérations vitales, au point de vue des indications qu'elles offrent, afin d'asseoir la thérapeutique sur la résultante la plus large, la plus solide et la plus rationnelle possible de toutes les données qu'une observation attentive, consciencieuse et réfléchie peut recueillir.

En règle générale, les indications déduites de la nature de la maladie et de l'état des forces occupent le premier rang. Celles que fournissent l'étiologie, la symptomatologie, la notion du siége, des formes de la maladie, etc. , ne laisent pas d'être , dans certains cas, d'une importance majeure. Leur degré de prépondérance relative ne saurait avoir rien de trop absolu. Tantôt ce sont les indications étiologiques, tantôt les indications symptomatiques ou autres qui prédominent , et à des degrés différents. Mettez en regard, d'un côté, l'indication, de l'autre, le pouvoir de la thérapeutique avec ses *desiderata* et ses lacunes, vous serez bien vite obligé de le reconnaître : une indication quelconque , d'où qu'elle émane, est d'une utilité tantôt majeure, tantôt secondaire, selon qu'on peut la remplir plus ou moins complètement à l'aide des ressources dont la science dispose.

Une fois les indications posées , c'est le choix des méthodes et des moyens thérapeutiques qui appelle l'attention du médecin. L'important précepte de Sydenham : *perindè est periti medici quandòque nihil agere, atque alio tempore efficacissima adhibere remedia* est toujours présent à notre esprit. Notre préférence est acquise aux agents dont une expérience longue et variée a démontré l'efficacité ou la supériorité relative ; nous nous tenons en garde contre la plupart de ces drogues tantôt inertes , tantôt dangereuses que des réclames intéressées gratifient d'une vogue éphémère. Nous reconnaissons et nous évitons les fâcheux abus de la polypharmacie, ce qui ne nous empêche pas de professer qu'une simplification systématique outrée a aussi ses dangers. Dans les affections simples, un seul ordre de moyens suffit habituellement ; mais quand elles sont *composées* et *compliquées* , il est essentiel d'obtenir, le plus souvent, une combinaison d'actions thérapeutiques dont l'intensité soit proportionnée à celle de la maladie.

Il me reste à clore ces considérations par quelques
mots sur le mode d'action des médicaments envisagés
d'une manière générale.

Ne voir dans les effets des remèdes qu'une continua-
tion pure et simple de leurs propriétés physico-chimiques
est une idée absurde en opposition formelle avec l'esprit
de la doctrine hippocratique. J'excepte les contre-poisons
et quelques agents spéciaux qui opèrent sur le cadavre à
peu près comme sur le vivant, et qui ne constituent pas,
à proprement parler, de vrais remèdes. Tous ceux qui
portent ce nom : les toniques, les excitants, les narcotiques, les antispasmodiques, les altérants, les débilitants, etc., n'agissent, en réalité, que par l'*impression*
qu'ils produisent sur l'organisme vicieusement modifié
en tant que vivant. Ils opèrent à titre d'agents provocateurs plus ou moins actifs, à titre d'influences ou
de causes adjuvantes d'une intensité variable ; mais ils
ne sont pas la *cause efficiente* ou *prochaine* des résultats
thérapeutiques obtenus. Ici encore c'est le système vivant
qui est la vraie *cause prochaine* ou *efficiente*.

Entre le remède et l'effet définitif se trouve le dynamisme doué de spontanéité, libre, autonome, mobile
dans une certaine sphère, tantôt rebelle, tantôt éminemment sensible à l'action provocatrice du remède. Il a
besoin d'être convenablement *impressionné* pour que
l'effet curateur se produise. Voilà pourquoi nous retrou-
vons en thérapeutique la même loi de contingence que
j'ai signalée dans l'étiologie, dans la symptomatologie, et
qui s'offre également dans toutes les branches de la
médecine.

Sans doute, entre l'ingestion de la substance médicamenteuse et l'action thérapeutique finale, des phéno-

mènes d'absorption se produisent; il s'opère des combinaisons et des décompositions chimiques diverses qu'il
est utile de connaître; mais, en définitive, tout cela
doit aboutir à une impression vitale qui devient la cause
efficiente de l'action médicatrice, et sans laquelle celle-ci
n'aurait pas de raison d'être.

Est-il dès lors étonnant que l'intensité et la réalité
même de l'action médicamenteuse ne puissent pas toujours être calculées d'avance? Suivant les dispositions
morbides variables de leur nature, une provocation médicatrice légère devra produire de grands résultats, et
réciproquement; elle peut même être suivie d'effets im-
prévus, tout différents de ceux qui se montrent le plus
habituellement. L'impression reçue ne saurait donc être
constamment en raison directe de la dose du remède.
Une foule d'états morbides dans lesquels l'opium est
contre-indiqué légitiment l'énergique affirmation de Brown:
opium me Herclè non sedat. On pourrait en dire autant des
principaux agents de la matière médicale. Les plus puissants d'entre eux, le mercure et le quinquina, par
exemple, dont l'action sur le système vivant détermine
habituellement une modification affective opposée à celle
qui constitue la syphilis et la fièvre paludéenne, restent
inefficaces si l'économie n'est pas convenablement disposée à recevoir l'impression qu'ils provoquent d'ordinaire.

Dans plusieurs affections morbides, ne voit-on pas le
système tolérer des doses de substances actives qui
seraient toxiques dans l'état de santé? Ce fait n'a rien de
surprenant dans la doctrine du vitalisme hippocratique.
Elle voit autre chose que du plus et du moins entre la
maladie et la santé; elle ne conclut pas de l'action physio-

logique du remède à son action thérapeutique. La connaissance des effets du quinquina sur l'homme sain
aurait-elle mis sur la voie de la notion de sa propriété
antipériodique? Dans l'état hygide, le mercure est débi-
litant, antiplastique; dans la syphilis, au contraire, il
provoque des actes plastiques réparateurs, tels que la
cicatrisation des chancres, la résolution des engorge-
ments, etc.

C'est surtout l'*empirisme raisonné* appliqué à la thérapeutique qui a fondé, consolidé et enrichi la matière
médicale. Il démontre l'existence d'une foule de propriétés
médicamenteuses que la physiologie n'aurait jamais pu
pressentir. Oui, il serait facile d'en fournir la preuve : la
plupart des conquêtes de la thérapeutique et de la matière
médicale ont leur origine dans l'*empirisme raisonné*; elles
sont d'autant plus incontestables qu'elles découlent plus
sûrement de cette source pure et abondante. Cette méthode d'investigation éminemment hippocratique dissi-
pera tôt ou tard la confusion et le désaccord qui règnent
encore sur quelques points importants.

Le vitalisme hippocratique dont s'inspire la clinique
médicale de Montpellier est à la fois conservateur et pro-
gressif : c'est l'hippocratisme ancien, épuré, fortifié,
agrandi, modifié dans plusieurs points, au contact des
découvertes modernes. Ses principes fermes et larges
embrassent à la fois le passé, le présent et l'avenir de la
médecine. Il emprunte à l'animisme et à l'organicisme
tout ce qu'ils ont de bon et d'utile. Après avoir secoué le
joug que voulaient lui imposer la physique et la chimie,
il tient à honneur de mettre à profit toutes les acquisitions
de ces précieuses sciences; il cultive l'anatomie patho-

logique, la micrographie, la physiologie expérimentale,
etc. Aucun des progrès de la science, d'où qu'il vienne,
ne le trouve indifférent. Dans cette doctrine, l'étude des
forces, celle des solides et des liquides du système vivant, celle des influences qui agissent sur lui, sont consi-
dérées comme également indispensables. L'être humain
est tour à tour envisagé au point de vue de l'analyse et
de la synthèse, en lui-même et dans ses relations avec
le monde extérieur. La spontanéité de l'économie et la
contingence de certains de ses actes apparaissent comme
des faits primordiaux. On tient également compte des
altérations de l'ensemble et des altérations locales, des
lésions des forces et des lésions de la matière, de la notion
des causes, de celle des symptômes, du degré, des périodes, du siége, de la nature de la maladie, en un mot
de toutes les données de l'observation, en leur attribuant
l'importance respective qu'elles méritent. C'est la com-
plexité des conditions dont il est nécessaire d'apprécier
la valeur qui constitue une des principales difficultés de
la médecine. La détermination des indications et des
contre-indications est considérée, à bon droit, comme la
partie la plus profonde, la plus essentielle, la plus pratique de notre art. Le vitalisme hippocratique n'accorde
ni trop ni trop peu à la spontanéité de l'organisme vivant, à la puissance de la nature et à celle du médecin,
à l'empirisme et au rationalisme ; il enseigne à se tenir à
une égale distance des excès de la méthode expectante et
de la méthode agissante. Suivant les cas, une expectation
prudente et une thérapeutique active ne sont-elles pas
également nécessaires ? Cette doctrine attache une haute
valeur à l'étude approfondie des constitutions médicales,
des pyrexies idiopathiques et symptomatiques, à la dis-

tinction des maladies en réactives et affectives, diathésiques et non diathésiques, élémentaires et non élémentaires, spécifiques et non spécifiques, etc. Étudiant l'état
pathologique sous tous ses aspects et dans ses profondeurs
les plus intimes, elle détermine l'étendue et les bornes de
l'analyse clinique. Elle admet des *spécifiques d'affections*
et des *spécifiques d'organes*; elle démontre la nécessité
d'une judicieuse application des préceptes relatifs à la
révulsion et à la dérivation, aux sympathies, aux synergies, aux métastases, aux crises, etc., et fait concourir au traitement des maladies, sans aucun parti pris
d'exclusivisme et de préférence systématique, l'ensemble
des ressources hygiéniques, pharmaceutiques, morales
et chirurgicales, après un examen approfondi de leurs
avantages et de leurs inconvénients respectifs. Tout en
proscrivant les témérités thérapeutiques, elle se livre
souvent à une sage et prudente expérimentation; elle
condamne les abus mais non l'usage de la statistique
médicale et de tous les autres procédés d'investigation.
Tels sont les principaux attributs du vitalisme hippocratique. Il en possède d'autres non moins essentiels que je
n'ai pas la prétention d'épuiser dans cette esquisse rapide.

La dernière question que je me suis posée est relative
au caractère particulier de notre enseignement clinique.
Le rôle du Professeur consiste d'abord à exercer
l'élève à l'interrogatoire et à l'examen des malades. Il
doit lui servir de guide dans cette laborieuse investigation, et l'initier peu à peu dans les sentiers de l'art de
guérir, en lui aplanissant les difficultés de l'observation
clinique. Il a d'autant plus d'autorité qu'il sait mieux
mettre en pratique les préceptes qu'il donne. Un chef

de service qui se bornerait à questionner, à examiner les malades et à formuler le traitement, ne remplirait pas la tâche difficile et glorieuse qui lui est dévolue. Son devoir est de penser tout haut devant les disciples qui l'entourent, de ne rien leur cacher, de les tenir au courant des motifs de son diagnostic, de son pronostic et de son traitement. Est-il un enseignement médical plus fructueux que celui du praticien faisant part à l'auditoire de ses craintes, de ses doutes, de ses regrets, de ses convictions, des raisons qui le font agir dans tel ou tel sens, discutant avec autant de loyauté que de science les causes probables de ses succès et de ses revers! Des causeries faites sans apparat autour de chaque lit, simples sans vulgarité, sérieuses quoique familières, avec les réserves bien entendu que commande la présence ou le voisinage de malades impressionnables, ne sont-elles pas plus utiles qu'une brillante et trop souvent stérile phraséologie? Ce n'est pas tout : le Professeur est encore tenu à consacrer des leçons spéciales à l'étude des faits particuliers qui composent le service; il doit insister sur les analogies et sur les différences que les divers cas offrent entre eux, comparer les observations qui lui sont propres à celles d'autrui, coordonner les faits dont il est le témoin avec ceux que la science a enregistrés, montrer en quoi ils confirment ou ils modifient les principes généralement établis.

Un stage d'une année à l'Hôtel-Dieu St-Éloi est obligatoire. Cette durée est insuffisante dans une École qui, considérant la théorie et la pratique comme inséparables, s'attache, par-dessus tout, à ne pas isoler les principes de leurs applications. Après avoir exclusivement consacré la première année à l'anatomie et à la physiologie, l'élève doit donc suivre, en même temps que les cours théoriques de pathologie, - les visites et les leçons des hôpitaux. La médecine pratique serait pour lui lettre close, s'il ne consacrait par la plus grande partie de sa scolarité médicale à une fréquentation assidue de l'hôpital, à un exercice long et varié des sens et de l'esprit appliqués à l'étude des divers cas pathologiques. Il lui importe de s'habituer à bien recueillir les observations, de rédiger les leçons du Professeur, d'assister aux autopsies cadavériques, d'accorder la même attention à tous les états morbides, graves ou légers, rares ou communs, qui s'offrent à lui.

Mais l'attention s'affaiblit à mesure qu'elle se divise. On saisit moins bien en voulant trop embrasser. Mieux vaut donc observer à fond quelques maladies de choix que de jeter un regard fatigué et distrait sur un trop grand nombre.

On reproche à l'École de Montpellier de se complaire dans les hauteurs de la métaphysique. Elle s'occupe, dit-on, des forces plus que des organes; elle néglige les altérations locales; elle accorde une prépondérance trop grande aux lésions de l'ensemble; elle ne fait pas une part suffisante à l'anatomie pathologique, à la micrographie et en général aux découvertes modernes. On l'accuse, en un mot, de se tenir trop en dehors du mouvement scientifique qui nous entraîne.

Il y a dans cette accusation plus d'exagération que de vérité. Il importe qu'on le sache. La clinique le prouvera en faisant de mieux en mieux connaître le vrai caractère de son enseignement, en mettant en lumière le mouvement d'idées qui s'opère dans son sein. La tradition orale est insuffisante; la presse doit lui venir en aide. Qu'elle multiplie ses publications, qu'elle les propage au loin, le succès lui est assuré. Il lui sera facile de rendre de plus en plus évidentes la valeur et l'étendue des applications des principes doctrinaux de notre École. Labeur utile, éminemment désirable, car plusieurs points demandent à être explorés de nouveau; une foule de défrichements partiels sont nécessaires.

L'époque actuelle est avide de faits et d'expériences. L'École de Montpellier n'en est pas dépourvue, Dieu merci; elle n'a qu'à les produire, on verra combien elle excelle dans l'art de les interpréter!

Prouvons que l'anatomie pathologique est cultivée, chez nous, avec zèle et avec fruit. Prouvons que la clinique médicale utilise dans une juste mesure les services de l'auscultation, de la chimie, de la micrographie, etc. L'enseignement doit avoir particulièrement en vue ce point essentiel, ne serait-ce que pour montrer à nos adversaires qu'en refusant de faire jouer un rôle exagéré aux altérations matérielles, nous les jugeons avec connaissance de cause.

Les mots VITALISME HIPPOCRATIQUE inscrits sur la bannière de notre clinique ne sont donc pas une vaine formule. Ils inspirent notre pratique médicale; ils donnent la clef des succès thérapeutiques qu'une statistique impartiale et irrécusable constate, tous les ans, dans nos hôpitaux; ils résument une doctrine ferme, large, éclectique, également éloignée des exagérations de l'animisme, de l'organicisme et de l'ultra-vitalisme, faisant une part équitable à l'action des forces vitale, psychique et physico-chimique, ayant toujours l'observation et le raisonnement pour guide, la vérité et le progrès pour but.

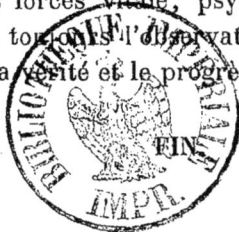

FIN

PRINCIPALES PUBLICATIONS DE L'AUTEUR.

1. Constitution médicale de Montpellier, pendant les mois d'Avril, Mai, Juin et Juillet 1849.

2. Étude anatomo-pathologique sur les fièvres graves dites typhoïdes. (Thèse de doctorat.) 1851.

3. Observations sur l'emploi de l'acide arsénieux dans le traitement des fièvres intermittentes paludéennes; 1852.

4. Études thérapeutiques sur les eaux minérales d'Andabre. 1853.

5. Étude médicale sur Platon et Aristote. 1854.

6. Des maladies latentes; des maladies larvées, de leur diagnostic et de leur traitement. (Thèse de concours pour l'agrégation.) 1854.

7. Préceptes et bienséance. Traités hippocratiques traduits par MM. Boyer et Girbal. 1855.

8. Du sous-nitrate de bismuth considéré au point de vue médical et toxicologique, par MM. Girbal et Lazowski. 1856.

Montpellier, Imprimerie de RICARD Frères.

www.ingramcontent.com/pod-product-compliance
Lightning Source LLC
Chambersburg PA
CBHW071846200326
41519CB00016B/4254